基于真实世界证据的医疗器械临床使用评价指南

（2.0版）

国家卫生健康委医院管理研究所　编

马丽平　主编

化学工业出版社

·北京·

内容简介

《基于真实世界证据的医疗器械临床使用评价指南(2.0版)》旨在初步规范和合理引导真实世界研究在医疗器械临床使用评价中的应用，为开展医疗器械临床使用评价的医疗机构和第三方科研机构提供技术指引。本书包括指南制定的背景与目的、评价对象的选择原则、医疗器械临床使用评价指标框架概述、真实世界研究相关概念及其关系、真实世界研究的方法学、评价结果的应用等内容。本书在医用耗材和医疗设备两个方面分别列举相关评价维度与评价指标，特别是首次从医疗器械临床使用评价角度对医疗设备提出使用行为评价维度，对医用耗材提出适宜性评价维度，体现了对器械"使用"环节进行评价的重视。本书附录为第一批国家高值医用耗材重点治理清单、医疗设备临床使用评价指标设计举例、卫生经济学评价基本方法学、统计学方法、医用耗材和医疗设备临床使用评价案例等，可供参考。

本书可供卫生健康行政主管部门、医疗保障部门、医院决策者及医疗器械临床使用人员参考。

图书在版编目（CIP）数据

基于真实世界证据的医疗器械临床使用评价指南：
2.0版/国家卫生健康委医院管理研究所编；马丽平
主编.—北京：化学工业出版社，2022.10
ISBN 978-7-122-41811-1

Ⅰ.①基⋯ Ⅱ.①国⋯②马⋯ Ⅲ.①医疗器械-临床应用-使用方法-评价-指南 Ⅳ.①R197.38-62

中国版本图书馆 CIP 数据核字（2022）第 120166 号

责任编辑：宋林青　　　　　　　　　　装帧设计：关　飞
责任校对：宋　夏

出版发行：化学工业出版社（北京市东城区青年湖南街 13 号　邮政编码 100011）
印　　装：大厂聚鑫印刷有限责任公司
710mm×1000mm　1/16　印张 6¼　字数 63 千字　　2022 年 9 月北京第 1 版第 1 次印刷

购书咨询：010-64518888　　　　　　　　售后服务：010-64518899
网　　址：http://www.cip.com.cn
凡购买本书，如有缺损质量问题，本社销售中心负责调换。

定　　价：38.00 元　　　　　　　　　　版权所有　违者必究

《基于真实世界证据的医疗器械临床使用评价指南（2.0版）》编著者名单

主　　编：马丽平

副主编：刘　庆　钱　英

编　　者（按姓氏笔画排序）：

于　靖　上海市第十人民医院

马丽平　国家卫生健康委医院管理研究所

王学军　内蒙古自治区人民医院

刘　庆　山东大学齐鲁医院

李　亚　山东省卫生健康委医疗管理服务中心

李天庆　中国医学科学院阜外医院

李晓岩　山东威高集团

张　阳　山东大学齐鲁医院

张　磊　天津市第五中心医院（北京大学滨海医院）

张晓斌　安徽医科大学第一附属医院

陈　颂　中国医学装备协会医学装备信息交互与集成分会（IHE中国）

易　凌　国家卫生健康委医院管理研究所

郑　焜　浙江大学医学院附属儿童医院

赵　菁　中日友好医院

宣建伟　中山大学药学院医药经济研究所

费晓璐　首都医科大学宣武医院

夏慧琳　内蒙古自治区人民医院

钱　英　江苏省人民医院

郭云剑　国家卫生健康委医院管理研究所

彭伟莲　中南大学湘雅三医院

彭明辰　国家卫生健康委医院管理研究所

序 言

医疗器械是支撑当前医疗技术水平发展和医疗服务能力提升的关键生产资料，近年来快速发展的诊断技术、微创治疗技术以及生命维持技术，都与医疗器械在临床中的广泛应用密切相关。在医药卫生体制改革不断深化、按病种支付改革方向基本确立的情况下，如何评价医疗器械的临床使用价值，建立规范化的医疗器械临床使用方法，不仅关系患者的医药费用负担，也直接关系医疗机构自身的生存与发展，是每一个医疗机构未来发展过程中必须面对的现实挑战。

医疗器械品规繁杂，不同产品功能特性各异、价格参差不齐，如何甄别不同产品的临床使用价值，合理选择临床使用品种，是摆在我们面前的一道难题。开展医疗器械临床使用评价是促进医疗器械回归临床价值的重要举措，但传统以临床随机对照试验（RCT）为基础的临床评价方法的确面临着高质量证据缺乏的困境。高质量临床试验稀缺，临床试验结果外推性不强，导致在临床实际使用过程中仍旧存在诸多困惑难以得到解答。采用真实世界证据对 RCT 结果予以补充是国际医疗器械领域的普遍性做法，但在我国尚属于刚刚起步阶段，相关的理论、实践尚不充分，亟待有更多的探索。

在此背景下，国家卫生健康委医院管理研究所启动基于真实世界证据的医疗器械临床使用评价工作，并配套出版《基于真实世界证据的医疗器械临床使用评价指南(2.0 版)》一书，从指南制定的背景与目的、评价对象的选择、评价指标设计、真实世界研究相关概念与方法学简介以及评价结果应用等多个方面进行介绍，并结合相关评价案例的展示，系统阐述医疗器械临床使用评价项目开展思路，为正在或即将开展课题申报与研究的项目组提供借鉴。相信本指南能够给医疗器械临床使用评价的相关从业人员以帮助与启迪。

2022 年 6 月

前 言

近年来，医疗器械技术发展迅速，大量新型医疗器械投入使用，成为诊断、治疗、手术、护理等各个方面不可或缺的部分，带动了医疗技术的快速提升。与此同时，大量医疗器械投入临床诊疗工作，医疗器械的安全有效使用直接关系着医疗质量安全和人民群众身体健康。目前，对于医疗器械的监管多处在上市前的审批阶段，而对于医疗器械上市后评价的工作开展较少。因此，如何以临床实践结果为依据，从器械使用有效性、安全性、适宜性、经济性等方面衡量已上市医疗器械品种的临床使用效果和患者效益，规范医疗器械临床使用管理，保障医疗安全并提升医疗质量，是当下亟待解决的问题。

医疗器械的规范合理使用与医疗质量、医疗安全、医疗费用密切相关，得到了国家卫生健康行政部门的高度重视。2019 年，国家卫生健康委、国家中医药局组织制定了《医疗机构医用耗材管理办法（试行）》，加强医疗机构医用耗材管理，促进医用耗材合理使用。2021 年，国家卫生健康委员会主任签署中华人民共和国国家卫生健康委员会令第 8 号，公布《医疗器械临床使用管理办法》（以下简称《办法》），自 2021 年 3 月 1 日起施行。《办法》是目前医疗机构医疗器械临床使用管理的最高法律文件，对各级卫生健康主管部门和医疗机构医疗器械临床使用提出了具体要求。

医疗器械临床使用评价是促进医疗器械回归临床价值的基础性工作。然而与药品管理不同的是，医疗器械存在种类多、更新速度快、高质量循证证据获取困难等问题，传统的临床试验方法很难应用于医疗器械评价。当前，采用真实世界证据支持医疗器械的临床使用评价已经是国际医疗器械准入中的主流做法。我国国家药品监督管理局在 2019 年底发布了《真实世界数据用于医疗器械临床评价技术指导原则（征求意见稿）》，肯定了将真实世界研究方法应用于医疗器械临床评价的可行性。

为有效解决影响和制约医疗器械临床使用安全性、有效性和经济性的突出问题，加快医疗器械临床使用治理体系和治理能力的现代化，立足我国医疗机构医疗器械临床使用现状，围绕公立医院高质量发展改革主题，国家卫生健康委医院管理研究所于2020年启动基于真实世界证据的医疗器械临床使用评价工作。为保障相关工作的有效落实，制定本指南。

本指南旨在初步规范和合理引导真实世界研究在医疗器械临床使用评价中的应用，为开展医疗器械临床使用评价的医疗机构和第三方科研机构提供技术指引，不作为行政法规强制执行。本指南1.0版随基于真实世界证据的医疗器械临床使用评价项目申报书发布，后结合项目评审成果与相关研究工作进展，邀请相关专家，对1.0版进行修订与再编写，生成此2.0版本。值得一提的是，本版指南新增医疗器械临床使用评价指标框架部分，在医用耗材和医疗设备两个方面分别列举相关评价维度与评价指标，特别是首次从医疗器械临床使用评价角度对医疗设备提出使用行为评价维度，对医用耗材提出适宜性评价维度，体现了对器械"使用"环节进行评价的重视。此外，本指南基于现有科学发展和认知水平制定，随着相关研究工作的发展、提高和相关法律法规、标准制定的情况，本指南还会不断地完善和修订。

本指南的编写工作得到了山东威高集团的支持，特此致谢。

马丽平

国家卫生健康委医院管理研究所

2022 年 6 月

目 录

一、指南制定的背景与目的

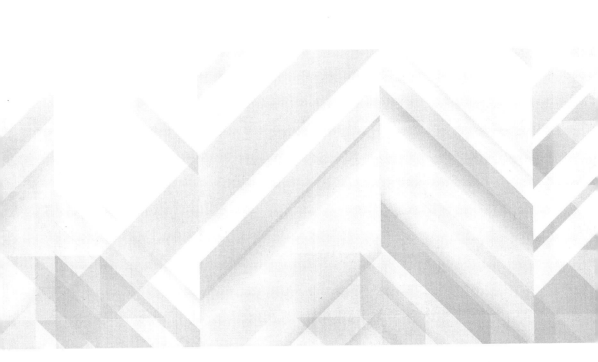

（一）指南制定的背景

医疗器械的安全有效使用直接关系医疗质量安全和人民群众身体健康。随着医疗器械技术的快速发展，各类医疗器械使用不断普及，创新医疗器械品种不断增多且大量投入临床使用，医疗器械的疗效和安全性需要进一步确认。针对医疗器械临床使用过程中的安全性、有效性、适宜性和经济性的问题，国家从医疗、医保、医院等多个角度制定相应规章制度，规范医疗器械临床使用。2010年，原卫生部制定发布《医疗器械临床使用安全管理规范（试行）》（卫医管发〔2010〕4号），该规范的实施在完善医疗机构医疗器械使用管理制度以及明确医疗器械临床使用不同环节管理要求等方面积累了很多有效经验。2011年，原卫生部发布《医疗卫生机构医学装备管理办法》，要求医疗卫生机构设置专门的医学装备管理部门，负责医学装备购置、验收、质控、维护、修理、应用分析和处置等全程管理。2015年10月，国家食品药品监督管理总局公布《医疗器械使用质量监督管理办法》，自2016年2月1日起施行。该办法的出台，进一步加强了医疗器械监管法规体系，体现了医疗器械实施"全过程"监管的概念。2019年国家卫生健康委员会发布的《医疗机构医用耗材管理办法（试行）》明确要求对医用耗材的遴选、采购、验收、存储、发放、临床使用、监测、评价等工作进行全流程管理。2020年12月21日国务院第119次常务会议修订通过《医疗器械监督管理条例》（以下简称《条例》），自2021年6月1日起施行。根据《条例》有关规定，卫生健康主管部门依据职责，对医疗器械使用行为进行监督管理。根据《医疗器械监督管理条例》《医疗机构管理条例》等法律法规，加强医疗机构医疗器械临床使用管理工作，保障医疗器械临床使用安全、有效，结合卫生健康主管部门职责，2021年1月12日，国家卫生健康委员会主任签署中华人民共和国国家卫生健康委员会令第8号，公布《医疗器械临床使用管理办法》（以下简称《办法》），自2021年3月1日起施行。《办法》是目前医疗机构医疗器械临床使用管理的最高法律文件，对各级卫生健康主管部门和医疗机构针对医疗器械临床使用提出了具体要求。2021年11月19日，国家医疗保障局发布关于《基本医疗保险医用耗材支付管理暂行办法（征求意见稿）》及《医保医用耗材"医保通用名"命名规范（征求意见稿）》，国家基本医用耗材支付实行医保通用名管理，制定医保医用耗材编码规则、耗材通用名分类标准、评价规则及指标体系，并组织临床、医用耗材管理、医保管理、卫生技术评估、经济学等方面的专家，开展耗材评审评价工作，为医用耗材医保支付范围的制定提供依据。

为深入贯彻实施《办法》中对医疗机构医疗器械临床使用的具体要求，立足我国医疗机构医疗器械临床使用现状，围绕公立医院高质量发展改革主题，有效解决影响和制约医疗器械临床使用中的突出问题，加快医用耗材临床使用治理体系和治理能力的现代化，国家卫生健康委医院管理研究所于2020年启动基于真实世界证据的医疗器械临床使用评价工作，为保障相关工作的有效落实，制定本指南。

（二）指南制定的目的

本指南旨在初步规范和合理引导真实世界证据在医疗器械临床使用评价中的应用，为卫生健康行政部门、医疗保障部门、医院决策者及医疗器械临床使用相关人员等提供医疗器械临床使用评价相关工作的技术参考与支持。主要目的包括：

（1）为卫生健康行政相关部门针对医疗机构医疗器械临床使用监督管理提供技术依据，促进《办法》等规章制度的落地与实施；

（2）为医疗保障部门就医用耗材的医保准入、集中带量采购、医保控费、基本医保医用耗材目录的制定与更新等工作提供技术支持；

（3）为医院决策者在器械采购、绩效评价、质量控制、风险评估等方面提供评价方法与数据支撑；

（4）为医疗器械临床使用者选用合理的医疗器械用于临床实践、规范医疗器械临床使用行为、建立医疗器械临床使用的标准与指导原则提供支持；

（5）针对不同种类医疗器械，推荐合适的已有方法学，为医疗器械临床使用评价提供并推荐科学研究工具。

二、评价对象的选择原则

在评价对象的选择及本指南的评价应用上，注意要明确排除本指南方法学应用于医疗器械产品注册相关的临床研究，而是聚焦于对临床使用中的产品进行评价。选择评价对象时应遵循以下评价对象的选择原则，优先选择符合下列原则中的一项或多项的医疗器械品类进行评价：

（1）评价结果对医院相关决策具有重要参考作用的器械品类；

（2）临床常用、使用量大、影响面广泛的品类；

（3）价格昂贵，在疗效或成本效果上有待研究的品类；

（4）已知或怀疑该医疗器械可能引起不良反应，或与其他药物、食物或治疗方法有相互作用，明显危及健康的医疗器械品类。

研究者可从下方表 2-1"医疗器械临床使用评价品种目录"中选择 1 项开展研究。该目录的医用耗材部分基于《第一批国家高值医用耗材重点治理清单》制定（详见附录 1）。

表 2-1 医疗器械临床使用评价品种目录

医用耗材部分			
1	单/多部件金属骨固定器械及附件	11	托槽
2	导丝	12	吻合器(带钉)
3	耳内假体	13	血管支架
4	颌面部赝复及修复重建材料及制品	14	阴茎假体
5	脊柱椎体间固定/置换系统	15	植入式神经刺激器
6	可吸收外科止血材料	16	植入式心律转复除颤器
7	髋关节假体	17	植入式药物输注设备
8	颅骨矫形器械	18	椎体成形导引系统
9	刨骨器	19	其他对医院运行管理、医疗质量安全意义重大的品种
10	球囊扩张导管		

续表

医疗设备部分			
1	血液透析设备	9	多参数监护仪
2	B型超声诊断设备	10	医用CT
3	医用诊断X射线机	11	自动/半自动生化分析仪
4	高频手术设备	12	超声多普勒胎儿监护仪
5	单道和多道心电图机	13	食管窥镜
6	婴儿培养箱	14	激光治疗设备
7	MRI	15	引流系统
8	呼吸麻醉相关设备	16	其他对医院运行管理、医疗质量安全意义重大的品种

此外，为向拟开展医疗器械临床使用评价的项目组与相关人员提供更加直观的案例开展经验，本指南收录医疗器械临床使用评价项目两例（详见附录5、附录6），供广大开展医疗器械临床使用评价的人员学习借鉴。

三、医疗器械临床使用评价指标框架概述

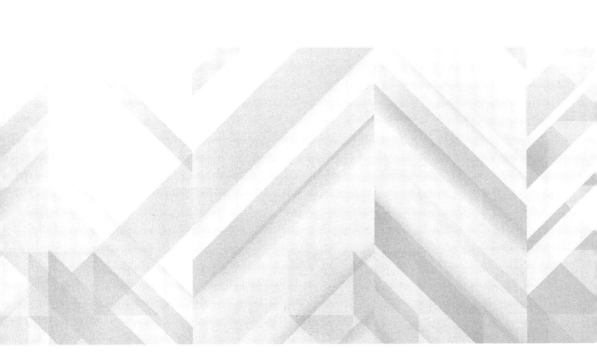

医疗器械临床使用评价是一种改进医疗器械临床使用的方法，着眼于对临床使用医疗器械产品过程的评价和改进，以达到优化病人治疗效果的目的。医疗器械临床使用评价可用于一个医疗器械或一类医疗器械，疾病状态或条件，医疗器械应用过程（如医嘱、供给、使用和监测）或特殊治疗的结果。在医疗器械临床使用评价过程中，常常根据器械功能、使用场景、器械使用适应证、使用效果等方面考虑器械临床使用的安全性、有效性、适宜性、经济性等效能，并制定相应的指标进行评价。本指南通过对基于真实世界证据的医疗器械临床使用评价项目第一期申报课题的总结归纳，结合项目专家委员会对评价指标框架的讨论修订，制定医疗器械临床使用评价指标框架，供参与医疗器械临床使用评价的项目组及相关人员借鉴。因医疗器械品种繁多，本指南所述评价指标框架仅从通用的评价维度出发，不同的医用耗材品类可据此开展探索，丰富形成该品类特定的指标设计方案，本指南亦将在未来的更新版本中收录优秀的品类评价指标设计方案。本章将针对医用耗材临床使用评价指标框架与医疗设备临床使用评价指标框架进行简介。

（一）医用耗材临床使用评价指标框架概述

医用耗材临床使用评价指标可从耗材临床使用的安全性、有效性、经济性、适宜性等维度展开评价。各维度的相关评估指标参考详见表 3-1。

表 3-1 医用耗材临床使用评价指标框架

医用耗材临床使用评价指标			
评价维度 （一级指标）	评价内涵 （一级指标）	评价指标 （二级指标）	评价内涵 （二级指标）
安全性评价	医用耗材临床使用的安全性通常指应用某耗材所可能产生的不良反应事件	死亡率	主要观察使用某耗材产生的死亡病例现象
		手术并发症发生率	主要观察使用某耗材发生的手术并发症的总体情况。如血管支架常见的并发症包括再狭窄、支架内血栓；人工关节常见的并发症包括脱落、深静脉血栓等
		感染发生率	医用耗材相关感染发生率
		不良反应事件、安全事件发生率	不同的耗材所产生的不良反应事件、安全事件有所不同，首选应基于医疗器械说明书罗列的不良反应事件设计评价指标，在医疗器械说明书相关信息缺失或者不明确时，可以相应术式操作的临床指南反映的不良反应事件、安全事件为评价指标
有效性评价	医用耗材临床使用的有效性通常指产品设计所针对解决的疾病问题或治疗目的	特定有效性指标	不同的耗材有不同的用途，应按照医疗器械说明书载明的耗材临床用途设计能够反映相关治疗效果的评价指标。在评价指标的选择方面，可参考相关手术操作的临床指南。如血管支架主要用于恢复血流动力，因此选择 TIMI 血流分级可以作为反映临床使用有效性的主要指标；髋关节主要用于恢复行走能力，可采用 Harris 评分作为评价相关耗材有效性的重要指标；可吸收止血材料除考虑止血效果外，还需考虑吸收效果
		替代性指标	在真实临床环境中，首选的医用耗材有效性评价指标有时难以获得直接的观察性数据，可考虑易于采集的，能够间接反映治疗效果的指标，如非计划再入院率、二次介入手术率等指标间接反映治疗效果

续表

医用耗材临床使用评价指标			
评价维度 （一级指标）	评价内涵 （一级指标）	评价指标 （二级指标）	评价内涵 （二级指标）
适宜性评价	用以反映临床选择的合理性和恰当性	超适应证使用	是否超适应证使用是衡量医用耗材临床选择合理性的首要指标,应以医疗器械说明书载明的临床用途为基准予以界定
		使用强度	使用强度是指每出院患者使用某耗材的数量。使用强度指标是一个用以衡量临床是否存在过度使用耗材的通用性指标,但应以同种疾病和术式为基础衡量
		医护使用体验	考查产品的使用对于手术程序的影响程度,根据产品的特性应包括:手术时间的缩短、手术难度的降低、手术准确度的提高、对患者的侵入程度更小、对医护的职业保护更高、降低误操作的发生率、降低误操作产生的危害等
经济性评价	经济性评价反映应用医用耗材的费用情况	出院患者均次费用	出院患者均次费用是衡量治疗费用的首选指标,可以更客观地反映临床应用耗材对患者费用负担的影响情况
		出院患者均次某耗材费用	某耗材费用是衡量应用某耗材的费用情况,可用绝对费用情况及在出院患者均次费用中的构成来反映某耗材对患者总体费用的影响情况
		长期治疗成本	相当部分的植入材料都存在长期服药等后续治疗成本,因此在设计植入材料与非植入材料项目对比时,应考虑长期治疗成本对费用的影响
		卫生经济性指标	在获取基本的成本费用数据基础上,可从效果、效益和效用等方面衡量卫生经济性

医用耗材由于本身功能指标众多且复杂，逐一评价无必要且无法实现。作为医疗环节中的重要一环，需要从医疗服务特别是手术中或者术后对医护人员的帮助及病患的获益出发，编制相应的评价指标，进行临床使用评价。在评价中，需要关注如下 4 个方面：

（1）医用耗材品种繁多，同时，它需要通过多个作用环节，比如需要通过多个手术或操作，最后达到疾病的治疗效果。在进行真实世界研究指标设立时，除了考虑最终疾病的治疗效果，还需要考虑每一个治疗环节医用耗材的作用效果，制定不同的研究评价指标，才能实现对医用耗材的临床使用全面评价。因此，医用耗材需根据不同品类、同一品类不同适应证、同一适应证不同作用环节设立不同的评价使用指标体系。在适应证的选择上，以选择普遍且常规使用的术式进行评价为宜。

（2）医护使用体验也是重要的评价指标。医护交互是医用耗材的显著特点之一，尤其是工具型医用耗材，其主要使用方为医护人员，多数情况下患者并不会有明显的直接感受，因此医护的使用体验也应是衡量耗材价值的关键因素之一。可以通过设置评价指标对医护的使用体验进行评价，如简便性、准确性和对医护的保护性等。

（3）医用耗材的使用，需要对医护人员进行系统的培训，并且由于医护人员操作的水平异质性，对于临床应用效果都会产生影响。所以在医用耗材评价时，需要选择那些已经使用过某医用耗材一段时间的医院和医护作为研究对象，并且医院/医护的技术水平以相近为宜。

（4）医用耗材缺乏完善的临床评价资料，为了实现临床使用评价的目的，在相关证据资料还需要进一步完善的背景下，可以通过设置间接指标进行辅助评估，例如部分重要的技术参数、产品在国外权威机构的认证情况、产品应用的市场成熟度等。同时，也可利用主客观评价相结合的方法，补充客观证据不足的现实。

（二）医疗设备临床使用评价指标框架概述

本指南涉及的医疗设备临床使用评价指标工作主要包含技术特性评价、临床应用评价、经济管理评价和使用行为评价等（详见表3-2）。医疗机构应根据本单位的医疗器械使用重点开展医疗器械临床使用评价工作，有效促进医疗器械的合理使用。

由于不同类型医疗设备的工作原理、使用科室、使用场景及使用目的的不同，其相应的评价指标也应做出相应明确与调整。本指南针对设备使用的不同场景列出了几个细分领域医疗设备的临床使用评价指标设计举例（详见附录2），供相关人员参考。

表 3-2　医疗设备临床使用评价指标框架

评价维度 （一级指标）	评价指标 （二级指标）	评价内涵	分类举例
技术特性 评价	性能评价	在临床使用中对医疗设备性能指标的评价	心电图机主要性能评价指标:灵敏度、频率响应、时间常数、噪声、共模抑制比、线性、输入阻抗、基线稳定度、走线速度、绝缘性能等

评价维度 （一级指标）	评价指标 （二级指标）	评价内涵	分类举例
技术特性评价	性能评价	在临床使用中对医疗设备性能指标的评价	超声设备主要性能评价指标:输出声强、分辨率、几何位置精度、盲区检测、电源电压适应范围、连续工作时间试验等
			X射线设备主要性能评价指标:图像性能指标、X射线发生器性能指标、机械性能指标等
			磁共振设备主要性能评价指标:共振频率、信噪比、图像均匀性、空间线性、空间分辨率（高对比空间分辨率）、层厚、纵横比、层位置、图像伪影等
	安全性评价	根据不同医疗器械原理识别其可能产生的危害,通常有能量危害、机械危害、生物学危害、环境危害、使用中危害等,根据不同危害确定安全性评价指标	能量危害中,医用电气设备安全评价指标:接地电阻、绝缘阻抗、机壳漏电流、患者漏电流、患者辅助漏电流等;环境危害中,安全性评价指标:电磁兼容性、机房漏射线等
临床应用评价	可靠性评价	在规定条件下医疗设备完成预期功能程度的评价	可靠性评价指标:平均故障间隔时间、可用度、严酷度、故障模式及影响因素分析等
	可用性评价	对医疗设备使用有效程度、易学程度、满意程度的评价	人为因素、使用环境、用户界面、有效性、效率、满意度等

评价维度 （一级指标）	评价指标 （二级指标）	评价内涵	分类举例
临床应用 评价	临床实效性 评价	指在医疗环境中，利用医疗设备技术获得的诊疗效果评价。实效水平受功效（在理想状态下，医疗器械应该发挥出的作用）、医师诊疗水平、技术单元质控基础水平和患者对技术依从性等因素的影响	临床诊断效果（灵敏度、特异性、精确性、假阳性率、假阴性率）、临床成像效果（隐约可见、可见、清晰可见）、临床与影像诊断符合率、临床治疗效果（心血管内科植入血管支架的TIMI血流分级、骨科关节置换的AKS膝关节评分）等
经济管理 评价	卫生经济学 评价	利用经济学的方法对不同医疗设备的成本和产出进行全面分析和比较，选出使有限资源发挥最大效益的方案	成本-效益（投资回收期、投资收益率）、成本-效果（成本-效果比、增量成本-效果比）、成本-效用（质量调整生命年、失能调整生命年）
	维护体系 评价	指对医疗设备维护工作的评价	机构层面（人员配置、备件、工具）、设备层面（功能恢复时间、故障停机率）、服务层面（培训、用户满意度）
使用行为 评价	操作行为 评价	医疗设备操作人员在使用医疗设备中，依据操作规程对操作行为的评价	医疗设备使用行为与操作规程符合率
	诊疗行为 评价	医务人员在选择医疗设备对患者进行相关检查时，根据患者情况选择适宜检查的评价	诊治行为与疾病诊治指南符合率
			诊断设备的阳性率

医疗设备由于种类繁多，工作原理各不相同，难以针对所有设备制定一套统一的评价指标。因此，对医疗设备的评价，应根据"求同存异"的思路，首先制定医疗器械临床使用指标体系框架；

然后针对要评价的医疗设备的工作原理、工作目标、核心功能以及常见问题，对通用的指标体系进行针对性的延伸与细化，编制可执行层面的评价指标；最后依据编制后的具体指标进行该品类设备的临床使用评价。在评价中，需要关注如下 4 个方面：

（1）随着信息技术的发展，医疗设备的控制和输出系统也越来越复杂，部分类型的设备，其功能实现既依赖于主体硬件，也离不开配套的软件。对此类设备的评价，不仅仅要关注其硬件部分的工作原理和功能，也要对软件功能及使用过程中所产生医疗数据的安全、可靠性进行评价和考量。

（2）医疗设备的使用，需要对医护人员进行系统的培训。由于医护人员操作的水平异质性，对临床应用效果会产生影响，所以在医疗设备评价时，要尽量消除使用环境中人和其他环境的因素可能带来的偏倚。如果条件允许，要尽量选择学习成熟度曲线位置相近的医疗机构和操作者作为研究对象，并且医院/医护的技术水平以相近为宜；如果条件有限，可以通过记录操作者的学历、年资、使用同类设备的经验水平等数据，为后续在统计层面上进行数据处理提供相应支持。

（3）用户使用体验也是重要的评价指标。在医疗设备临床使用过程中，设备的使用用户涉及医生、护士、技师和患者多个方面，不同功能的设备其面向用户也有所侧重。例如检验设备，其主要用户多为检验相关医技人员，多数情况下患者并不会有明显的直接感受，因此医技人员的使用体验应是衡量设备安全有效的关键因素之一；而对于康复设备，主要用户则是患者；对于监护仪等生命支持设备，同时面向医护人员和被监护患者提供服务，因此设备界面的简洁方便和放置在患者身上的部件的稳定性、可靠性同样重要。可以通过设置评价指标对相关用户的使用体验进行评价，如简便性、准确性和安全性等。

（4）部分医疗设备缺乏完善的临床评价资料，为了实现临床使用评价的目的，在相关证据资料还需要进一步完善的背景下，可以通过设置间接指标进行辅助评估，例如部分重要的技术参数、产品在国外权威机构的认证情况、产品应用的市场成熟度等。同时，也可利用主客观评价相结合的方法，补充客观证据的不足。

四、真实世界研究相关概念及其关系

（一）真实世界证据与真实世界数据

本指南所述真实世界数据（real world data，RWD）是指传统临床试验以外的，从多种来源收集的各种与患者健康状况和/或常规诊疗及保健有关的数据。

真实世界证据（real world evidence，RWE）指的是，通过分析真实世界数据，形成医疗器械使用、风险/收益相关的临床证据，可能作为有效的科学证据用于监管决策。

真实世界数据不等同于真实世界证据。真实世界数据通过严格的数据收集、系统的处理、正确的统计分析以及多维度的结果解读，才能产生真实世界证据。由于真实世界数据来源不同，数据质量可能存在较大差异，并非所有的真实世界数据都能产生有效的真实世界证据。

（二）真实世界研究与随机对照临床试验

围绕相关科学问题，综合运用流行病学、生物统计学、循证医学等多学科方法技术，利用真实世界数据开展的研究统称为真实世界研究（real world study，RWS）。RWS 通过系统性收集真实世界数据，运用合理的设计和分析方法，开展前瞻性或回顾性研究。RWS 和随机对照试验（randomized controlled trial，RCT）一样，都需要科学合理的研究设计、研究方案以及统计计划，两者为互补关系，并不对立。另外判断 RWS 和 RCT 的标准不是试验设计和研究方法，而是研究实施的场景。RWS 数据源自医疗机构、家庭和社区等，而非存在诸多严格限制的理想环境。RWS 与 RCT 相比，各具特点，详见表 4-1。

表 4-1　随机对照临床试验与真实世界研究区别对照表

特点	随机对照临床试验（RCT）	真实世界研究（RWS）
研究目的	以效力研究（efficacy）为主	研究目的多样，包括效果（effectiveness）研究
研究人群	理想世界人群，严格的入排标准	真实世界人群，较为宽泛的入排标准
样本量	根据统计学公式推算获得，样本量较少	根据真实数据环境或统计学公式推算获得，样本量可大可小
研究时间	较短（多以评估结局指标为终点）	短期或者长期（以获得所有治疗以及长期临床结局为终点）
研究结果	内部有效性高	外部可推性强
研究设计	随机对照；前瞻性研究	随机或非随机抽样，也可观察；可前瞻，也可回顾
研究实施场景	理想世界：高度标准化的环境	真实世界：医疗机构、社区、家庭
数据	标准化，收集过程较严格规范	来源多样，异质性高

注：表格引用自《真实世界研究指南（2018年版）》。

五、真实世界研究的方法学

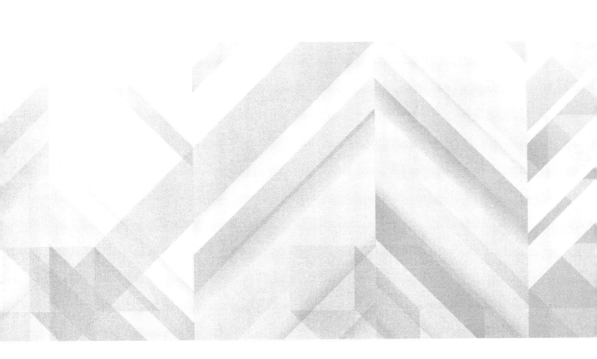

（一）真实世界研究方法学综述

医疗器械相较于药品，存在更新换代快、适应证广泛、严重依赖于医护人员的操作使用、作用环节复杂等特点，这使得医用耗材临床使用评价较药品更复杂。相比于药物，医疗器械外形特征明显，出于伦理考虑，也无法常规大规模应用随机双盲临床试验进行评价。将真实世界研究引入医疗器械评价过程，是国际上已经普遍开展的工作。真实世界研究综合运用流行病学、生物统计学、循证医学等多学科方法技术，利用真实世界数据开展研究。相比于传统临床试验，真实世界研究是在现实的健康医疗环境下开展的，对纳入患者病情限定更少，覆盖人群更广，样本量可能较大，研究结果的外推性可能较好。真实世界研究既可综合利用多种数据，如医院电子病历、长期登记数据、区域健康医疗数据、医疗保险数据等，更可以通过前瞻性主动收集术中及术后随访数据，使获得丰富的临床过程及结局数据成为可能。真实世界研究还可用于观察罕见严重不良事件，回答罕见疾病的相关问题，评价临床结局在不同人群之间的差异。

真实世界研究包括实验性研究和观察性研究。可根据研究目的，选择恰当的研究设计。

1. 实验性研究

实验性研究即实用性临床试验。实用性临床试验是在常规或接近常规的临床实践中开展的临床试验，实效性随机对照试验是实用性临床试验的一种重要类型。

2. 观察性研究

观察性研究即不涉及调查者的任何干预（实验性或其他）的研究，即临床诊疗的过程全部是根据常规程序和医生的判断，不会因为开展研究而使患者的诊疗程序发生改变。观察性研究主要包括病例-对照研究、横断面研究、前瞻性队列研究和回顾性队列研究。常见的观察性研究的具体描述见表 5-1。由于观察性研究更可能出现偏倚及混杂，需预先进行全面识别，并采取有效的控制措施。

表 5-1　常见观察性研究类型

研究设计	描述	研究问题	举例	常用指标
病例-对照研究	首先识别有特定疾病结果的人（病例）和没有该疾病结果的人（对照），然后回顾性研究并分组来比较暴露于危险因素的频率，以估计风险因素与疾病结果之间的关系	常用于探究疾病相关的影响因素	研究人员选择一组肝癌患者和一组非肝癌患者作为研究对象，比较这两组研究人群暴露在风险因素（例如，饮酒量）中的程度，来估计风险因素（饮酒量）与疾病（肝病）之间的相关性	比值比（odds ratio，OR）
横断面研究	评估样本中同一时间点的所有个体的暴露状态和疾病状态	常用于研究疾病暴露状态和风险因素的流行率，或量化暴露和疾病的相关性	研究人员在某个时间点选择一组暴露和不暴露在风险因素（如饮酒和不饮酒）中的人群作为研究对象，比较这两组研究人群暴露和不暴露在风险因素中的程度，来估计风险因素（饮酒量）下的患病率	现患比（prevalence ratio，PR）

续表

研究设计	描述	研究问题	举例	常用指标
回顾性队列研究	在过去记录中识别和研究具有共同特征或暴露的个体队列组,以确定暴露对当前结果发展的影响	发病率和相对危险度研究;可检验病因假说,对临床疗效、治疗和结局的生存分析	选择一组暴露和不暴露在风险因素(如饮酒和不饮酒)中的人群作为研究对象,来比较这两组研究人群暴露在风险因素(例如,饮酒量)中的程度,来估计风险因素(饮酒量)与疾病(肝病)之间的相关性	相对危险度(relative risk,RR);绝对危险度(absolute risk,AR)
前瞻性队列研究	在研究开始时定义了最初的关注人群,并从该时间点开始收集暴露/治疗和结果数据	发病率和相对危险度研究;可检验病因假说,对临床疗效、治疗和结局的生存分析	研究人员选择了一组有饮酒习惯和没有饮酒习惯的研究人群,来估计风险因素(饮酒)与肝病之间的相关性	相对危险度;绝对危险度

研究设计的过程中通常按照 P-I-C-O-T-S 的顺序逐一进行设计。

Population(P):指研究人群。真实世界研究人群的入排标准应具有合理性。一般来说,严格的入排标准是为了加强研究本身的内部有效性,宽泛的入排标准会提高研究结果的广泛代表性或外推性;在设计阶段,平衡研究的内部有效性和外推性往往比较困难,如何入选患者需要在临床医生和流行病学专家等合作下共同完成,以评估资源和操作的可能性。

研究应详细列出研究人群选择方法(例如用于识别研究对象的编码或算法),如无法列出,应给予解释;任何针对选择研究人群编码或算法进行的验证研究均应标引参考文献。如果为研究实施的验证没有在其他地方发表，需要提供验证方法的细节和结果；如研究涉及数据库链接，需考虑使用流程图或其他图表展示以说明数据链接过程，包括每一步骤中能实现数据链接的个体人数。具体来说，对于队列研究，需要描述研究对象的选择标准、来源和方法，描述随访方法；对于队列研究中的匹配研究，报告匹配标准以及暴露与非暴露人数；对于病例-对照研究，需要描述研究对象的选择标准、来源以及确定病例和选择对照的方法，阐述选择病例与对照的原理；对于横断面研究，需要描述研究对象的选择标准、来源和方法。

Intervention（I）and Comparator（C）：指研究的干预措施和对照。观察性研究即不施加调查者的任何干预。实用性临床试验关注干预措施在常规临床实践中的效果，因此往往与常规临床实践保持一致。但是由于常规临床实践中的患者群体往往存在多种并发症，以及临床实践受干预者技能和经验的影响且大多数情况下不采用盲法，如何估计和纠正由此产生的偏倚也需要给予足够的重视。GRACE评价等级中表明有关治疗措施或者干预措施的必要信息需要被描述和记录。例如，药物的剂量、使用天数、途径或其他重要信息，疫苗的批次、剂量、途径和使用地方等，器械的类型、使用地方、外科手术过程、序列号等。

实用性临床试验通常选用常规治疗、标准治疗或公认有效的治疗措施作为对照，并且可以同时考虑多个对照组，以反映临床实践中不同的标准化治疗。对于病例-对照研究，对照应尽量选择内部对照，选择没有发生研究结局的人群，且与病例来自同一人群；除了暴露因素外，对照应与病例在其他特征上相似；病例对照比例可以从 1：1 到 1：4 不等。对于回顾性队列研究，须根据研究问题清晰定义暴露，比如可以是有或者无某治疗方案，暴露的程度如剂量，或者暴露的模式如顺序等。

外部对照主要用于单臂实验，可以是历史对照也可以是平行对照。历史对照以早先获得的真实世界数据作为对照，而平行对照则是将与单臂试验同期开展的疾病登记数据作为对照。外部对照需充分考虑试验组和对照组的可比性，如研究人群、临床实践、诊断标准、测量和分类等，且通常来源于具有良好质量管理体系的登记数据库，其可接受申办者和监管方等的评估，以确认其数据的相关性和可靠性。采用平行外部对照设计要优于历史对照，因为时间差异引入多种偏倚，降低了临床试验的证据强度。单纯病例研究则不设对照组。

Outcome（O）：指构成研究的目标结果的临床终点或临床结局，包括所基于的诊断标准、测量方法及其质量控制（如果有）、测量工具（如量表的使用）、计算方法、测量时点、变量类型、变量类型的转换（如从定量转换为定性）、终点事件评价机制（如终点事件判定委员会的运行机制）等。临床结局的选择应该与研究问题的临床意义或者理论依据一致，根据研究目的的不同，可包括安全性、有效性、治疗依从性、卫生经济性等方面。当不同数据源对临床结局的定义不一致时，应定义统一的临床结局，并采用可靠的转换方法。

Timing（T）：指研究关注的时间范围。应注意关注结局评价的时间范围是什么；研究中的利益相关者关注的是短期结局还是长期结局。

Settings（S）：指研究关注的场所。应注意关注研究的场所是医院、私人诊所、社区卫生服务中心还是其他场所。

（二）数据质量规范

1. 真实世界数据来源与分类

真实世界数据来源众多，RWD的类型多种多样；随着信息技术和健康医疗模式的转变，更多的数据类型可能还会不断涌现。就目前而言，经典的RWD包含两大类：①既有健康医疗数据，其中比较典型的包含医院电子病历数据（EMR）、区域医疗健康数据、医疗保险数据；②在预先建立数据框架下，围绕疾病、产品或者服务模式建立的患者登记。这些患者登记的数据可能部分来自既有健康医疗数据，也可能来自主动数据收集系统（如患者自报数据、通过佩戴设备收集的数据等）。除此之外，还包括调查数据（survey data），以及在医疗器械生命周期中生产、销售、运输、存储、安装、使用、维护、退役、处置等过程中产生的数据（如验收报告、维修报告、使用者反馈、使用环境、校准记录、运行日志、影像原始数据等）等其他数据。

2. 数据质量标准（可溯源、可重复、可核查等）

通过对真实世界数据进行整理分析，形成产品使用、潜在风险/收益相关的临床证据，即为真实世界证据。

从 RWD 转化为 RWE 依赖于 RWD 的质量。只有高质量的 RWD，经过合理的研究设计，才能产生高质量的 RWE。一般而言，RWD 需要满足可溯源、可重复、相关性等要求。真实世界数据质量直接影响真实世界研究结果的证据强度。真实世界数据的质量评价是开展真实世界研究的基础，需建立和实施相应的质量保障和评估措施。真实世界数据质量评价，需综合考虑源数据质量以及研究过程的质量控制。

良好的真实世界数据质量是开展真实世界研究的基础，直接影响真实世界研究生成的证据强度。真实世界数据质量评价，在遵循伦理原则、符合法规要求、保障数据安全的基础上，需关注数据的相关性和可靠性。数据的相关性主要考虑其是否可充分回答与研究目的相关的临床问题，个体水平特定结局变量的充分性，并从回答临床问题的角度对各相关变量进行评估。在数据的可靠性方面，需重点考虑数据采集的准确性，包括在采集前确定采集范围、采集变量，制定数据词典、规定采集方式（如数据提取表）等，以确保误差最小化，并充分保障数据的真实性和完整性等。

评价真实世界数据质量，具体可从以下方面进行考虑：

（1）代表性 数据所包含的人群是否涵盖研究的目标人群。

（2）完整性　数据被收集和获取的程度，即相对于研究目的，数据是否完整，如研究变量的缺失是否影响研究结局的评估，样本量及随访时间是否足以回答研究问题等。

（3）准确性　数据对患者健康状况、诊疗及保健反映的准确程度，如患者年龄、使用器械、手术类型是否准确。准确性评价包括原始数据记录的准确性，数据采集的准确性（如是否建立规范统一的数据采集方法，是否核查不同来源数据的准确性等），以及数据治理的恰当性（如是否建立规范统一的数据治理流程，包括数据安全性处理、数据链接、数据清洗、数据编码、数据结构化、数据传输等，是否核查数据治理算法的正确性）。

（4）真实性　医疗器械可被唯一标识以及唯一标识被记录的程度，以识别和分析该器械的全部使用过程。

（5）一致性　数据采集遵循相同的过程和程序的程度，包括统一的数据定义和稳定的病例报告表或版本受控的其他数据收集表。

（6）可重复性　变量可重复的程度。例如，对同一患者，结局变量测量和分类的一致性。

3. 数据质控原则

数据的可溯源性、完整性、一致性及准确性等指标在 RWS 中尤为重要，需要重点关注。数据质控则需要建立完善的 RWS 数据质量管理体系、完善的标准操作流程（SOP）以及人员定期的培训，包括但不限于：

（1）保证数据源质量，确保数据源信息的完整性和准确性，减少数据源本身的缺失和偏差。

（2）在采集数据前，制定详细的研究设计方案，制定病例报告表（case report form，CRF）和临床试验电子数据采集系统（electronic data capture system，EDC），确认关键字段已被收集；必要时可进行可行性分析。

（3）建立数据采集和录入的标准指南，确保录入数据与数据源的一致性。对于录入过程中的任何修改，需要提供修改原因并留下完整的稽查轨迹。

（4）制定完善的数据质量管理计划，确立关键字段；制定系统质控和人工质控计划和数据监查计划，确保数据的真实性、准确性和完整性。

（5）数据标准化，建议使用标准化字典。RWS 信息来源复杂，数据的标准化是保障数据质量的基础和关键环节。为保障 RWS 的发展，保证数据的可溯源性和一致性，可运用新技术，充分利用电子化系统，增强系统逻辑核查功能等，加强 RWS 的数据质量。

（6）信息安全、信息保护和患者隐私需要重点关注，所有数据都应该有完善的数据存储和管理计划。

（三）统计学分析要点

在真实世界研究中，研究者需要根据研究目的、数据类型以及研究设计类型酌情应用合理的统计学方法。

　　基于真实世界数据的观察性研究由于更容易产生混杂和偏倚，数据分析的关键是采用统计分析技术最大限度地控制混杂因素造成的偏倚。在真实世界数据的观察性研究中，同样推荐在统计分析之前预先制定统计分析计划，以降低研究结果为假阳性的概率。常用的分析方法除传统的分层分析、病例对照匹配、多因素分析方法外，还包括倾向性评分等方法。关于统计学分析方法的更多介绍详见附录4。

六、评价结果的应用

（一）评价结果的应用场景

1. 医疗器械疗效评价

当前临床使用的许多医疗器械产品，其疗效信息多数来源于医疗器械说明书、专家意见或不规范的临床试验，并没有充分的证据支持。因而，可根据临床实践中出现的问题，如医疗器械不良反应事件、患者对治疗效果不满意或生活质量恶化的反馈等情况，开展临床使用评价工作，为医疗器械临床使用的安全性、有效性等提供可靠的证据。

2. 医疗器械临床合理使用评价

临床合理使用是当前行业治理中的一大重点，但医疗器械产品的临床使用缺乏明确的标准，致使临床合理管控工作难以开展。通过临床使用评价工作，为相关医疗器械品种的临床使用建立客观、真实的临床证据，进而建立相应的绩效考核和临床工作评价制度，引导临床用械的规范性和经济性，从而有序推进临床合理用械工作的开展。

3. 医疗器械卫生经济性评价

医疗器械临床使用的卫生经济性是当前较为突出的临床问题。在同种疾病治疗中，医疗器械产品的采用与否、采用类型的差异所导致的同种疾病治疗费用偏离较大的问题，是患者与监管部门共同关注的焦点。通过开展医疗器械临床使用评价工作，比较不同医疗器械选择下的卫生经济性，寻找在达到某一治疗效果的前提下最佳的医疗器械品种选择方案或建立不同层级的临床用械方案，以改善临床用械的合理性和卫生经济性。

4. 集中采购与价格谈判

同类品种功能特点各异、价格差异巨大是医疗器械市场的一大特点，如何在坚持"质量优先、价格合理"的采购原则前提下，有效降低医疗器械产品的价格，一直是采购工作中的难点之一。通过对在用品种的临床使用评价，获得品种临床用途、治疗效果与相关卫生费用指标，可让采购单位在集中采购与价格谈判工作中占据主动，从而避免采购工作落入"降价不利"或"唯价是取"的局面。

5. 医疗器械准入与淘汰

医疗器械产品的准入与淘汰是时常发生的一项工作，也是一项棘手的工作。传统的品种准入与淘汰多基于专家主观意见，但因品种准入与淘汰涉及面广，人为因素多，难免产生意见相左的情形，容易耽误品种的引进或淘汰，进而影响临床正常诊疗秩序。通过开展临床使用评价工作，建立在用品种临床使用基线情况，可为医疗器械管理委员会的决策提供依据，从而使得品种准入与淘汰的决策更为科学与合理。

6. 首次引进的临时性采购或试用品种评价

临时采购是当前医院采购工作中普遍面对的一个现象，由于品种为首次使用，相应临床使用经验较为欠缺，潜在的临床使用风险较大。对医院而言，完全禁止临时采购，无法满足临床创新需求，也不符合医疗技术发展进步的需要；放任使用，则极大地提高了临床使用风险。通过将首次引进的临时性采购品种纳入基于真实世界证据的临床使用评价体系，监测与评价临床使用安全性、疗效和卫生经济性，可作为临床申请相关文件的对照依据，从而为评价临时采购申请的合理性建立管理依据。

（二）评价结果的推广

真实世界研究中涉及医疗器械评价的临床效果指标可以借鉴到不同地区的医院，但是在借鉴过程需要考虑疾病类型、适应证、手术术式、相应器械的使用习惯等。对于经济学指标，由于地区/医院间存在的差异，建议使用本地区/医院的实际情况进行相应替代后进行评价。

附　录

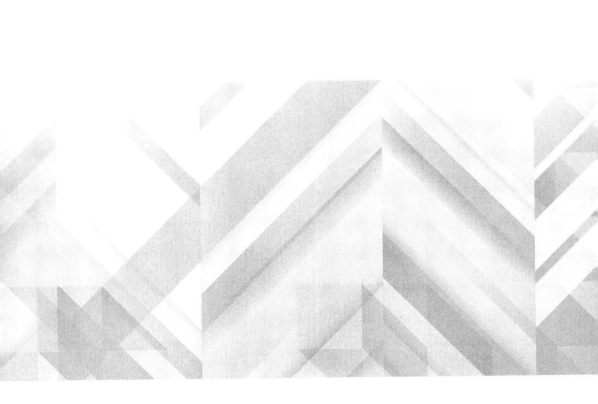

附录 1　第一批国家高值医用耗材重点治理清单

序号	耗材名称	描述	品名举例
1	单/多部件金属骨固定器械及附件	由一个或多个金属部件及金属紧固装置组成。一般采用纯钛及钛合金、不锈钢、钴铬钼等材料制成	金属锁定接骨板、金属非锁定接骨板、金属锁定接骨螺钉等
2	导丝	引导导管或扩张器插入血管并定位的柔性器械	硬导丝、软头导丝、肾动脉导丝等
3	耳内假体	采用不锈钢、钛合金等金属材料和/或聚四氟乙烯等高分子材料制成	鼓室成形术假体、镫骨成形术假体、通风管
4	颌面部赝复及修复重建材料及制品	由硅橡胶或聚甲基丙烯酸甲酯等组成	硅橡胶颌面赝复材料、树脂颌面赝复材料
5	脊柱椎体间固定/置换系统	由多种骨板和连接螺钉等组成，一般采用纯钛、钛合金等材料制成	颈椎前路固定系统、胸腰椎前路固定系统、可吸收颈椎前路钉板系统
6	可吸收外科止血材料	由有止血功能的可降解吸收材料制成。无菌提供，一次性使用	胶原蛋白海绵、胶原海绵、可吸收止血明胶海绵
7	髋关节假体	由髋臼部件和股骨部件组成	髋关节假体系统、髋臼假体
8	颅骨矫形器械	由外壳、填充材料/垫和固定装置组成，一般采用高分子材料制成	婴儿颅骨矫形固定器、颅骨成形术材料形成模具
9	刨骨器	骨科手术配套工具，一般采用不锈钢材料制成。非无菌提供	刨骨器

续表

序号	耗材名称	描述	品名举例
10	球囊扩张导管	由导管管体、球囊、不透射线标记、接头等结构组成	冠状动脉球囊扩张导管、PTCA导管、PTA导管
11	托槽	采用金属、陶瓷或高分子材料制成，通常带有槽沟、结扎翼，部分带有牵引钩	正畸金属托槽、正畸树脂托槽、正畸陶瓷托槽
12	吻合器（带钉）	由吻合器或缝合器和钉仓（带钉）组成	吻合器、切割吻合器、内窥镜吻合器
13	血管支架	由支架和/或输送系统组成，支架一般采用金属或高分子材料制成，维持或恢复血管管腔的完整性，保持血管管腔通畅	冠状动脉支架、外周动脉支架、肝内门体静脉支架
14	阴茎假体	由液囊、液泵阀与圆柱体组成	阴茎支撑体
15	植入式神经刺激器	由植入式脉冲发生器和附件组成	植入式脑深部神经刺激器、植入式脊髓神经刺激器、植入式骶神经刺激器
16	植入式心律转复除颤器	由植入式脉冲发生器和扭矩扳手组成。通过检测室性心动过速和颤动，并经由电极向心脏施加心律转复/除颤脉冲对其进行纠正	植入式心律转复除颤器、植入式再同步治疗心律转复除颤器、植入式皮下心律转复除颤器
17	植入式药物输注设备	由输注泵植入体、鞘内导管、附件组成	植入式药物泵
18	椎体成形导引系统	由引导丝定位、扩张套管、高精度钻、工作套管等组成	椎体成形导向系统、椎体成形导引系统、椎体成形术器械

附录 2　医疗设备临床使用评价指标设计举例

2-1　诊断设备

状态层	变量层	定义或注释
使用安全性	保护或报警装置	设备是否具有安全防护装置或软硬件异常报警装置
	器械故障或对患者的伤害	可通过对不良事件的收集分析获得
临床有效性	灵敏度（sensitivity，Se）	也称真阳性率，被定义为将实际患病者从所有名义上的患病者中分辨出来的能力，可以表示为：$$Se = \frac{a}{a+c} \times 100\%$$
	特异度（specificity，Sp）	也称真阴性率，被定义为将实际未患病者从所有名义上的未患病者中分辨出来的能力，其表达式为：$$Sp = \frac{d}{b+d} \times 100\%$$
	器械的精确性	被定义为分辨患病者与未患病者的能力，表示为：$$精确性 = \frac{a+d}{a+b+c+d}$$
	假阴性率（false negative rate）	也称漏诊率、第二类错误，即实际有病，但根据诊断标准被定为非病者的百分率，反映的是诊断试验漏诊病人的情况，表示为：$$假阴性率 = \frac{c}{a+c} \times 100\% = 1 - Se$$
	假阳性率（false positive rate）	也称误诊率、第一类错误，即实际无病，但根据该诊断标准被定为有病的百分率，反映的是诊断试验误诊病人的情况，表示为：$$假阳性率 = \frac{b}{b+d} \times 100\% = 1 - Sp$$

状态层	变量层	定义或注释
临床有效性	约登指数/正确诊断指数（Youden's index，YI）	指灵敏度与特异度之和减去1。一般用于两个诊断方法的比较，理想的正确诊断指数为100%，反映诊断试验发现病人与非病人的总能力，表示为： $$YI＝Se＋Sp－1＝1－（假阳性率＋假阴性率）$$
	符合率（agreement rate）	是指诊断试验中真阳性和真阴性之和占受检人数的比例，也是诊断试验效果与金标准效果的符合程度，反映正确诊断患者与排除非患者的能力，表示为： $$符合率＝\frac{a＋d}{N}$$
	预测值（predictive value，PV）	反映诊断试验效果与实际效果符合的概率，包括阳性预测值（positive predictive value，＋PV）和阴性预测值（negative predictive value，－PV）。 阳性预测值是指诊断试验阳性效果中真正有病的概率，表示为： $$＋PV＝\frac{a}{a＋b}×100\%$$ 阴性预测值是指诊断试验阴性效果中真正无病的概率，表示为： $$－PV＝\frac{d}{c＋d}×100\%$$
	似然比（likelihood ratio，LR）	诊断试验阳性或阴性的效果分别在患者中出现的概率与非患者中出现的概率之比，说明病人出现该效果的机会是非病人的多少倍。这是一个相对稳定的综合性评价指标，不受患病率影响。似然比分为阳性似然比（positive likelihood ratio，＋LR）和阴性似然比（negative likelihood ratio，－LR）。 阳性似然比指诊断试验效果的真阳性率与假阳性率之比，比值越大诊断价值越高，表示为： $$＋LR＝\frac{真阳性率}{假阳性率}＝\frac{灵敏度}{1－特异度}$$ 阴性似然比指诊断试验效果的假阴性率与真阴性率之比，比值越小诊断价值越高，表示为： $$－LR＝\frac{假阴性率}{真阴性率}＝\frac{1－灵敏度}{特异度}$$

续表

状态层	变量层	定义或注释
产品性能	性能检测	设备主要性能指标检测
使用 可靠性	平均首次故障前 工作时间（MTTFF）	设备发生首次故障时的平均工作时间，表示为： $$\text{MTTFF} = \frac{1}{r}\left(\sum_{i=1}^{r} t_i + \sum_{j=1}^{n-r} t_j\right)$$
	平均无故障 工作时间（MTBF）	可修复设备在使用中相邻两次故障之间的平均工作时间，表示为： $$\text{MTBF} = \frac{\sum\limits_{i=1}^{n} t_{ci}}{r_a}$$
	故障率 λ_m	指工作到某一时刻尚未故障的设备，在该时刻后，单位时间内发生故障的概率，表示为： $$\lambda_m = \frac{r_a}{\sum\limits_{i=1}^{n} t_{ci}} = \frac{1}{\text{MTBF}}$$
	平均修复时间 （MTTR）	设备从开始出现故障直至故障排除，恢复正常使用的平均时间，表示为： $$\text{MTTR} = \frac{\sum\limits_{i=1}^{n} t_{ri}}{r_a}$$
	可用度（A）	在某个观察期内，产品能保持其规定功能的时间比例，表示为： $$A = \frac{\text{MTBF}}{\text{MTBF} + \text{MTTR}}$$
医生使用 满意度	设备操作便捷性	在设备使用过程中，医生对设备操作界面是否清晰、流程是否顺畅、长时间操作是否舒适等的满意程度

2-2 治疗设备

2-2-1 眼科治疗设备

设备类型	变量层	定义或注释
使用安全性	治疗后造成失明，视力下降，视物模糊等	包括了可能需要进一步治疗的不良事件
	设备故障或对患者的伤害	可通过对不良事件的收集分析获得
	治疗后的并发症	可通过对不良事件的收集分析获得
临床有效性	视敏度（中心近距离、中度距离和远距离）	查视力表、ETDRS 量表
	外周视觉、双眼视觉、深度视觉	视觉电生理检查、同视机检查
	对比敏感度	Arden 光栅图表、氦-氖激光视网膜对比度干涉视标
产品性能	性能检测	设备主要性能指标检测
使用可靠性	平均首次故障前工作时间（MTTFF）	设备发生首次故障时的平均工作时间，表示为 $$\text{MTTFF} = \frac{1}{r}\left(\sum_{i=1}^{r} t_i + \sum_{j=1}^{n-r} t_j\right)$$
	平均无故障工作时间（MTBF）	可修复设备在使用中相邻两次故障之间的平均工作时间，表示为 $$\text{MTBF} = \frac{\sum_{i=1}^{n} t_{ci}}{r_a}$$
	故障率 λ_m	指工作到某一时刻尚未故障的设备，在该时刻后，单位时间内发生故障的概率，表示为： $$\lambda_m = \frac{r_a}{\sum_{i=1}^{n} t_{ci}} = \frac{1}{\text{MTBF}}$$

续表

设备类型	变量层	定义或注释
使用 可靠性	平均修复时间（MTTR）	设备从开始出现故障直至故障排除,恢复正常使用的平均时间,表示为: $$\text{MTTR} = \frac{\sum_{i=1}^{n} t_{ri}}{r_a}$$
	可用度（A）	在某个观察期内,产品能保持其规定功能的时间比例,表示为: $$A = \frac{\text{MTBF}}{\text{MTBF} + \text{MTTR}}$$
医生使用 满意度	设备操作便捷性	在设备使用过程中,医生对设备操作界面是否清晰、流程是否顺畅、长时间操作是否舒适等的满意程度

2-2-2　泌尿科治疗设备

设备类型	变量层	定义或注释
使用 安全性	急性尿潴留、尿路感染、刺激性排泄症状、尿失禁、膀胱颈痉挛或尿道狭窄和性功能障碍	包括了可能需要进一步治疗的不良事件
	设备故障或对患者的伤害	可通过对不良事件的收集分析获得
	治疗后的并发症	可通过对不良事件的收集分析获得
临床 有效性	美国泌尿科医学会症状指标（AUASI）	AUASI 是一个很短并且可以自我执行的问卷,它被设计用来获取症状严重程度,包括七个问题:夜尿症、尿流虚弱、尿频、尿中断、尿不尽、尿急以及排尿踌躇
	国际前列腺症状评分（IPSS）	通过填写国际前列腺症状评分表中的八个问题进行评分

续表

设备类型	变量层	定义或注释
临床 有效性	良性前列腺增生影响指数（BPH impact index）	对患者提问 4 个关于上个月致使其感到不适和担心的问题,按照疾病严重程度,其中三个问题评分从 0 到 3 分,1 个问题评分从 0 到 4 分,总分从 0 到 13 分 （有什么尿路问题导致你多大程度上的身体不适？尿路疾病导致你对健康有多大的担忧？总体上来讲,尿路疾病对你造成了多大的困扰？尿路疾病耽误了你多少工时？）
	尿流速峰值	尿流速峰值是一段时间内尿流的力度和密度的峰值,其值取决于排尿量和时间
使用 可靠性	平均首次故障前工作时间（MTTFF）	设备发生首次故障时的平均工作时间,表示为： $$\mathrm{MTTFF} = \frac{1}{r}\left(\sum_{i=1}^{r} t_i + \sum_{j=1}^{n-r} t_j\right)$$
	平均无故障工作时间（MTBF）	可修复设备在使用中相邻两次故障之间的平均工作时间,表示为： $$\mathrm{MTBF} = \frac{\sum_{i=1}^{n} t_{ci}}{r_a}$$
	故障率（λ_m）	指工作到某一时刻尚未故障的设备,在该时刻后,单位时间内发生故障的概率,表示为： $$\lambda_m = \frac{r_a}{\sum_{i=1}^{n} t_{ci}} = \frac{1}{\mathrm{MTBF}}$$
	平均修复时间（MTTR）	设备从开始出现故障直至故障排除,恢复正常使用的平均时间,表示为： $$\mathrm{MTTR} = \frac{\sum_{i=1}^{n} t_{ri}}{r_a}$$

续表

设备类型	变量层	定义或注释
使用 可靠性	可用度（A）	在某个观察期内，产品能保持其规定功能的时间比例，表示为： $$A=\frac{MTBF}{MTBF+MTTR}$$
医生使用 满意度	设备操作便捷性	在设备使用过程中，医生对设备操作界面是否清晰、流程是否顺畅、长时间操作是否舒适等的满意程度

附录 3　卫生经济学评价基本方法学

1. 主要目的

卫生经济学是研究如何使用有限的卫生资源实现最大程度的健康效果改善的交叉学科。卫生经济学应用经济学的理论基础，系统、科学地比较分析卫生技术之间的经济成本和健康产出，进而形成决策所需的优选方案，旨在提高卫生资源配置的总体效率。

2. 主要方法

卫生经济学评价方法主要可以分为最小成本分析（cost minimization analysis，CMA）、成本效果分析（cost effectiveness analysis，CEA）、成本效用分析（cost utility analysis，CUA）和成本效益分析（cost benefit analysis，CBA）。

最小成本分析通常用于（大量临床数据与专家共识认为）治疗效果相似的治疗方式，比较总体成本哪个更低，在大部分临床结果无统计学差异以及明显的数字差异下，可以简单地只去评估两种治疗方式的成本投入（直接成本、间接成本）。

成本效果分析用货币来衡量成本，用单位医疗结果（如血压降低多少 mmHg）或比值（成本差异/效果差异）来报告结果。

成本效用分析用货币衡量成本，以治疗后获得的生命年和生命质量（效用、治疗后对健康状况的满意程度）来衡量结果，能够比较两个或以上同疾病或不同疾病方案。

成本效益分析用货币值来比较成本和收益，以评估备选方案的效益是否超过了成本，哪个方案的净效益最大，可以较直观的用于单个项目或比较不同种类的医疗方案（甚至疾病治疗方案同其他部门项目）的投入产出，优化资源配置。

附录 4　统计学方法

1. 基本原则

针对 RWS 的分析，需要根据研究目的对研究的重点和相关因素进行分析，除最基本的描述性分析外，需要特别关注通过一定的分析方法，对混杂因素加以识别和控制。在真实世界数据的观察性研究中，同样推荐在统计分析之前预先制定统计分析计划，以降低研究结果为假阳性的概率。

2. 基线特征分析

在对干预措施的效果进行比较之前，需要对每组研究人群的人口学指标、基线特征指标等进行描述性分析，来分析基线特征在两组人群之间是否存在差异。基线特征分布不均衡将影响结局。常用的基线特征指标包括社会人口学特征、疾病特征、手术特征和术前检查指标。连续型变量需要报告均数、标准差和中位数的统计学指标；分类型变量需要报告百分比的统计学指标。

对于连续型变量的指标，若样本服从正态分布，则使用 t 检验来比较两组人群均数的差异或者使用方差分析来比较多组人数均数的差异。若样本量不服从正态分布，则使用秩和检验来比较两组或者多组人群分布的差异。

对于分类型变量的指标，若样本量充足，则使用卡方检验来比较两组或多组人群率的差异。若样本量小（总样本量 $N < 40$，或行×列表格子中期望频数 < 5），则使用 Fisher 精确概率检验来比较两组或多组人群率的差异。

若两组患者基线特征无统计学显著性差异（$P > 0.05$），则具有可比性。

3. 结局指标比较分析

在基线特征平衡时，结局指标的比较才有意义。结局指标的变量包括分类型变量、连续型变量和生存结局的数据（截尾数据）。其中，分类型变量和连续型变量的结局指标使用的统计检验方法与基线特征的比较方法一致。值得注意的是，组间差异无统计学意义（$P>0.05$）不能得出两组等效或非劣效的结论。

描述和比较生存结局的数据与分类型以及连续型变量的方法有所不同。生存结局不仅仅指的是生存和死亡的结局，广义而言，它指的是研究对象是否出现我们研究者感兴趣的阳性终点事件（例如，死亡、患病、再次入院等）。因此，广义而言，生存时间指的是患者被纳入研究到感兴趣的阳性事件出现所经历的时间。

若描述生存过程（如描述生存时间和生存率），则使用寿命表法或者 Kaplan-Meier 法；若比较不同组患者的生存时间、生存率和死亡速度，则使用 log-Rank 或者广义秩和检验；若分析生存结局的影响因素（例如，分析更快发生卒中的影响因素），则使用 Cox 回归分析法。

4. 控制混杂

混杂是 RWS 无法完全避免和控制的因素之一，只能尽可能地识别和控制，包括在研究设计阶段和实施以及数据分析阶段。以下是几种常见的控制混杂因素的统计方法。

（1）匹配

队列研究中，匹配是暴露者与非暴露者在某因素上的匹配，一旦匹配，原则上即可完全控制匹配因素引起的混杂，不必在统计分析阶段进一步控制。而病例对照研究中，匹配后还需要按照匹配因素进行分层分析，这是控制混杂的必要条件。匹配并非直接控制混杂，而是提高了控制混杂的效率。值得的注意的是，同时也应防止匹配过度。

（2）分层分析

分层分析的目的在于估计和控制混杂的影响，评估和描述效应修正因子（modifier）在不同水平分层中的研究结果。方法是将研究资料按照混杂因素来进行分层。需要注意的是，分层分析一次只能分析一种暴露-疾病关联，连续性变量转变为离散性变量，丢失了一定程度的信息，可能造成残余混杂。要控制的混杂较多时，则不建议分层。

（3）多因素分析

多因素分析将多个可能的混杂因素变量引入分析模型，可以是多元线性模型、Logistic 回归、比例风险模型、因子分析等。多因素分析的要点在于在设计阶段和数据采集阶段将可能的混杂因素收集，以便后续纳入分析，有效地控制混杂。

（4）倾向性评分

倾向性评分（propensity score，PS）的概念是由 Rosenbaum 和 Rubin 于 1983 年首次提出的。它是多个协变量的函数，表示多个协变量的共同作用。基于倾向性评分的不同方法，如倾向指数匹配法、倾向指数分层法或倾向指数矫正法，都能不同程度地提高对比组之间的均衡性，从而削弱或平衡协变量对组间效应的影响。倾向评分法是将所有混杂因素或协变量综合成一个变量，主要用来均衡处理组和对照组间的协变量分布，用于将非随机研究中混杂因素变成接近随机化均衡处理，从而达到减少偏倚的目的。

在完全随机化的情况下，研究对象的分组与自身协变量的取值是无关的。因此，在分为两组的时候，每个病例的倾向性评分均为0.5，但是对于观察性研究，因为某些因素的影响，一些患者更倾向于进入研究组或者对照组。倾向性评分的研究方法认为，如果两个患者进入研究组的 PS 相同，即使两位患者的协变量特征不一致，也可以认为该 PS 代表的多个协变量的综合影响对他们是相同的。如果将 PS 相同或者相近的患者在不同的组件进行匹配，则总体上组间的各特征变量的分布也是均衡的，即：不同组间混杂因素的不均衡性对研究结果的干扰取消了，也就是倾向评分匹配法（propensity score matching，PSM）。

PSM 的实现可以通过常用的统计软件 SAS、SPSS、STATA、R 等，需要在这些软件中编制宏程序来实现。采用某一模型估计倾向性评分值，如 Logistic 回归、Probit 回归、数据挖掘中的神经网络、Boosting 算法等，其中 Logistic 回归最常用。

PSM 方法非常依赖于选择的协变量是否合适，不仅仅依据有无统计学差别来确定，更重要的是要结合专业知识进行判断，查阅既往文献及咨询相关专家。其缺点是需要相对大样本量（如：配对），不能校正未知混杂因素，方法选择缺乏金标准等。

（5）工具变量法

采用上述分层分析、多变量回归模型和倾向评分法控制混杂的局限性在于：只能控制已测量的混杂因素的影响，但对于未测量的混杂因素无法调整。而采用工具变量的因果效应分析方法不涉及对混杂因素/协变量的具体调整，能够控制未知的混杂因素的影响，进而估计出干预/暴露因素与结局的因果效应。如果某变量与干预因素（暴露）水平相关，并且对结局变量的影响只能通过影响干预/暴露因素实现，同时与暴露和结局的混杂因素不相关，那么该变量可以称为其暴露因素的一个工具变量。确定工具变量后，即使存在未知未测的混杂因素，通过分别估计工具变量对暴露和工具变量对结局的影响效果，即可以估计出暴露对结局的因果效应。利用工具变量估计因果效应的方法，最大的难点在于找到符合上述假设条件的合适的工具变量。在可能的情况下，建议遴选和使用多个工具变量，并说明选择这些工具变量的原因。通过敏感性分析，检验结果的稳健性。

附录 5　医用耗材临床使用评价案例

基于真实世界证据的药物涂层球囊治疗冠脉分叉病变临床应用评价

[摘要] 目的：在真实世界条件下评价药物涂层球囊（DCB）与传统的药物涂层支架（DES）在临床应用治疗冠状动脉分叉病变的安全性、有效性和经济性。方法：回顾性分析 2019 年 6 月至 2020 年 6 月于某三甲医院进行介入手术治疗冠状动脉分叉病变患者的相关资料。根据使用材料

的不同将患者分为 DCB 组、DES 组，对比 2 组在临床应用中的安全性指标（实验室指标、心脏不良事件发生率、器械缺陷发生率）、有效性指标（术后心肌梗死发生率、靶病变血运重建发生率、手术成功率）和经济性指标（人均医疗总费用、人均住院日、人均手术时间）。**结果：**安全性 DCB 组优于 DES 组；有效性 DCB 组优于 DES 组；经济性 DES 组优于 DCB 组。**结论：**建议临床医生在治疗冠状动脉分叉病变患者时进行术前评估，充分考虑患者费用负担和临床治疗效果因素选择治疗用耗材。建议医院管理者在药物涂层球囊的院内管理时，加强临床使用的监测和评价工作。

[**关键词**] 真实世界证据；药物涂层球囊；药物涂层支架；安全性；有效性；经济性

一、引言

真实世界研究是指基于真实世界数据，综合运用临床/药物流行病学、生物统计学、循证医学、药物经济学等多学科方法技术，整合多种数据资源开展的前瞻性或回顾性研究。真实世界研究区别于传统的临床随机对照试验研究，强调真实环境下采集数据，目的是通过建立一套更接近临床真实条件的研究方法体系，解决传统药物和医疗器械临床试验中无法回答的在现实临床条件下干预措施是否有效的问题。真实世界数据的来源非常广泛，既可是研究数据，如基于特定研究目的患者调查、患者注册登记、实效性随机对照试验的数据等；也可是非研究性质的数据，如多种机构（如医院、医保部门、民政部门、公共卫生部门）日常监测、记录、储存的各类与健康相关的数据，如医院电子病历、医保理赔数据库、公共卫生调查与公共健康监测、出生死亡登记项目等。在真实世界数据中，医院电子病例数据、患者注册登记和医保数据是最常见的三种真实世界数据形式。

医用耗材是指经药品监督管理部门批准的使用次数有限的消耗性医疗器械，包括一次性及可重复使用医用耗材，在医院中具有种类多、用量大、使用范围广的特点，是临床开展诊疗治疗业务必需的医疗物资。近年来随着医疗技术的不断发展，大量新研发的医用耗材进入临床使用，这些耗材往往价格比较高昂，加大了医院的成本费用管控难度，同时大量新耗材的应用也对医院耗材的准入和临床合理使用管理提出了更高的要求，如何管好用好医用耗材成为医院管理者关注的焦点。

内蒙古自治区人民医院是全区最大的三级甲等医院之一，在用医用耗材约 41 万种，大部分为体外诊断试剂。2020 年全院新增医用耗材达 68 个品种，其中植入类耗材 28 种。对我院医用耗材管理部门而言，缺乏有效的管理工具对这些耗材的准入和临床应用情况进行评价和管理决策。准入管理方面，2017 年我们开始探索开展医院医用耗材准入管理，并在 2018 年出台了《医疗器械准入卫生技术评估管理办法》，成立了医院医疗器械卫生技术评估的组织构架，正式将医疗器械的准入、使用、停用、淘汰纳入卫生技术评估管理，在全院所有的医疗设备和医用耗材的准入决策中进行应用。临床应用管理方面，我院于 2014 年成立了医疗器械临床试验中心，共有心血管内科、呼吸内科、骨科等 18 个医疗器械临床试验备案专业，目前已完成临床试验项目 40 项。在前期临床试验工作基础上，我院医疗器械临床试验中心积极开展基于真实世界数据的医疗器械上市后再评价工作，并于 2019 年 6 月开展了一项药物涂层球囊真实世界注册登记研究临床试验项目。这些前期的工作为我院开展基于真实世界的医疗器械临床应用项目打下了坚实的基础。

二、研究方法

（一）文献循证研究

项目开展前，我们对冠脉分叉病变的临床研究情况进行了文献循证研究，对药物涂层球囊和药物涂层支架治疗冠脉分叉病变的文献数据进行了系统性研究。

1. 检索策略

计算机检索中国知网、PubMed、EMBASE 等数据库，同时检索与中国心血管疾病学研究有关的专业网站。检索时间是 2010-01 至 2021-01。

2. 纳入标准

（1）研究单独药物涂层球囊与单支架、双支架、球囊和支架组合治疗分叉病变的随机对照试验（RCT）；

（2）研究对象均为冠状动脉分叉病变患者且基线资料情况一致；

（3）随访时间不少于 6 个月。

3. 排除标准

（1）非随机对照研究，包括观察性研究、回顾性研究等；基线资料不完整或有统计学差异；

（2）文献非中文或英文；

（3）没有完整的数据结果；

（4）无法获取全文。

4. 文献筛选流程

初步检索得到文献 386 篇，而后根据本篇研究的纳入和排除标准，最终 12 篇文献被采纳，文献筛选流程见附图 5-1。

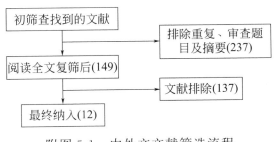

附图 5-1　中外文文献筛选流程

5. 研究指标的确定

基于文献循证研究的结果，确定研究指标包括：晚期管腔丢失（LLL）、靶病变血运重建（TLR）、主要不良心血管事件（MACE）、心肌梗死（MI）。

6. 统计学分析方法

使用 RevMan 5.3 软件分析数据，纳入研究的结局事件均为二分类变量，计算出 95％的可信区间（CI）。当纳入的研究存在统计学差异（$P>0.05$）时，使用固定效应模型（FE）分析，反之用随机效应模型（RE）进行分析。

（二）真实世界数据研究

1. 研究对象

我院的心血管内科为国家临床重点专科，内蒙古自治区领先学科，年诊疗量和手术量均为全区前列。2020年全院高值耗材用量中48%是冠脉介入耗材，所以冠脉介入耗材的管理对医院医用耗材的管理具有重要的意义。通过对冠脉介入耗材使用数据进行进一步的梳理，发现其中一款用于冠脉分叉病变治疗的药物涂层球囊（DCB）的用量和患者人均使用强度增长迅速，有必要对其合理使用情况进行评价。DCB是一种新的PCI介入治疗技术，其以导管为基础，通过局部向冠状动脉血管释放抗增殖药物，达到抑制血管内膜增生的效果，避免了出现支架内再狭窄问题。目前，全球已经上市的DCB产品有十余种，多数是以紫杉醇为基础的药物涂层，我国有5种已上市DCB产品，我院于2018年开始使用该款用于治疗冠脉分叉病变的药物涂层球囊。

冠状动脉分叉病变是指血管狭窄区域累及大分支（主支）、小分支（分支）或同时累及两者的病变。冠状动脉分叉病变占所有经皮冠状动脉介入术的15%—20%，分叉病变行PCI手术成功率低、再狭窄率高、相关并发症发生率较高，是介入心脏病学中一个具有挑战性的领域。对于分叉病变介入治疗，其基本治疗策略包括：①单支架技术，即只在主支植入支架，而边支使用边支导丝保护或者边支球囊扩张；②双支架技术，即在主支及较大的侧支分别植入支架的双支架技术；③药物涂层球囊技术，使用药物涂层球囊对病变部位进行扩张治疗。过去，冠状动脉药物涂层支架（DES）植入术是治疗分叉病变的首选策略，用于分叉病变治疗的药物涂层球囊上市后，临床开始使用 DCB 进行分叉病变治疗。我院于 2018 年引进治疗冠状动脉分叉病变的药物涂层球囊，截至 2020 年 12 月份共使用 775 例，临床总体用量呈不断上升趋势，目前该款药物涂层球囊院内使用单价为 19800 元，价格较为昂贵，需要对该药物涂层球囊的临床应用安全性、有效性、经济性进行评价。

2. 研究方法及技术路线

真实世界研究的方法主要分为实效性试验研究和观察性试验研究，实效性试验研究以实效性随机对照试验为代表，主要以随机、对照的设计比较不同干预措施对临床治疗效果的影响；观察性研究包括队列研究（前瞻性、回顾性与双向队列）、病例-对照研究及衍生设计（如巢式病例-对照研究）、自身对照的病例系列等设计类型。参照项目实际开展情况，本研究决定采用观察性研究中的回顾性队列研究的方法开展研究工作。

3. 研究内容

依照循证医学 PICOT 原则确定研究内容，目标人群（P）为冠状动脉分叉病变患者，干预措施（I）为 DCB 治疗，对照（C）为 DES 治疗，结局指标（O）为术后安全性、有效性、经济性指标，数据采集时间（T）为 2019 年 6 月—2020 年 6 月。

4. 数据来源及病例分组

（1）数据来源

采集 2019 年 6 月—2020 年 6 月在医院冠状动脉血运重建数据登记库（连续登记在内蒙古自治区人民医院接受冠状动脉分叉病变介入手术治疗的所有患者信息，治疗术式为 PCI，术中使用 DCB 治疗或 DES 治疗）登记的患者数据进行回顾性研究。

（2）纳入、排除标准

纳入标准：年龄≥18 周岁，经血管造影确诊为冠状动脉分叉病变患者。

排除标准：具有 PCI 禁忌证患者；支架内再狭窄患者；预期寿命小于 1 年的恶性肿瘤患者；既往行外科搭桥术者；严重肝肾功能不足的患者。

（3）建立研究队列

采用纳入排除标准对入组患者进行筛选，分为 DCB 治疗组和 DES 治疗组，对两组出院患者术后指标数据进行采集。

5. 评价指标

按照文献循证、临床专家意见、临床试验相关资料，从安全性、有效性、经济性三个维度确定评价指标。

6. 数据收集与统计分析

数据采用 SAS 9.4 软件进行统计分析，采用均数、标准差、中位数、四分位数间距和极差等对连续型变量进行描述。采用率、比等相对数指标对离散型变量进行统计描述。

三、研究结果

(一) 文献系统性评价研究结果

1.晚期管腔丢失（LLL）

结果（附图 5-2）显示，95％可信区间 CI[−0.19, 0.03]，森林图表明 DCB 与 DES 在晚期管腔丢失这一指标中无统计学差异，即二者在治疗冠状动脉分叉病变方面，DCB 和 DES 对于 LLL 没有明显差异。

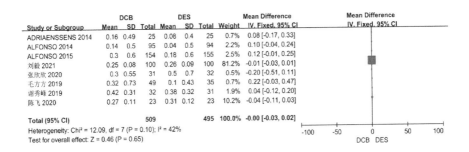

附图 5-2　DCB 与 DES 的 LLL 对比森林图

2.靶病变血运重建（TLR）

结果（附图 5-3）显示，95％可信区间 CI[0.24, 0.72]，表明 DCB 与 DES 在靶病变血运重建这一指标中有统计学差异，即二者在治疗支架内分叉病变方面，靶病变血运重建的发生率 DCB 低于 DES。

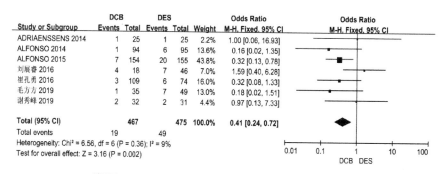

附图 5-3　DCB 与 DES 的 TLR 对比森林图

3. 主要不良心血管事件（MACE）

结果（附图 5-4）显示，95％可信区间 CI[0.26, 0.71]，表明 DCB 与 DES 在主要不良心血管事件这一指标中有统计学差异，即二者在治疗支架内分叉病变方面，主要不良心血管事件的发生率 DCB 低于 DES。

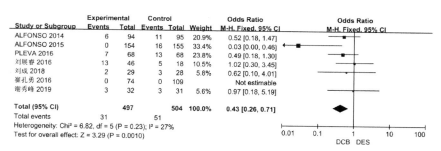

附图 5-4　DCB 与 DES 的 MACE 对比森林图

4. 心肌梗死（MI）

结果（附图 5-5）显示，95％可信区间 CI[0.26, 0.71]，表明 DCB 与 DES 在心肌梗死（MI）这一指标中无统计学差异，即二者在治疗支架内分叉病变方面，DCB 和 DES 对于心肌梗死（MI）的发生率无明显差异。

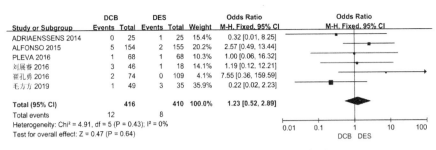

附图 5-5　DCB 与 DES 的 MI 对比森林图

5.结论

从相关文献内容可以看出，研究者关注的 DCB 与 DES 治疗冠脉分叉病变的指标主要包括晚期管腔丢失、心肌梗死、靶病变血运重建、不良心血管事件的发生率 4 个指标。系统性评价分析结果显示，DCB 与 DES 治疗分叉病变时的晚期管腔丢失和心肌梗死发生率两个指标无明显差异，但 DCB 的靶病变血运重建、不良心血管事件的发生率低于 DES，说明 DCB 治疗冠脉分叉病变较 DES 疗效更好。

通过文献循证研究，采用系统性评价方法对国内外涉及 DCB 与 DES 治疗冠状动脉分叉病变的随机对照研究的文献进行了研究，确定目前国内外临床研究评价冠状动脉分叉病变疗效的指标和国内外文献在随机对照研究方面的结果，可以作为后期真实世界研究评价指标确定的依据和研究结果的参考。

（二）真实世界证据研究结果

1.评价指标筛选结果

按照文献循证结果，结合临床专家意见、临床试验相关资料，初步确定评价指标共计 24 项，具体指标及定义见附表 5-1。

附表 5-1 初级指标及定义

序号	指标	定义
1	实验室检查（8项）	包括低密度脂蛋白、高密度脂蛋白、血清尿酸、血清肌酐、谷丙转氨酶、谷草转氨酶、肌酸激酶、肌酸激酶同工酶等8项化验指标
2	主要心脏不良事件	临床治疗过程中出现的不利医学事件，无论是否与研究用器械相关
3	器械缺陷	临床治疗过程中出现的器械问题，如器械无法释放、器械损坏
4	心血管死亡	由于心血管原因引起的死亡，包括急性心肌梗死、心源性猝死、心脏衰竭、卒中、心血管手术、心血管出血等心血管原因引起的死亡
5	心肌梗死	临床定义为异常心脏生物标志物证实急性心肌受损，同时有急性心肌缺血的表现
6	晚期管腔丢失	术后最小管腔直径与随访最小管腔直径之差
7	靶病变血运重建（TLR）	针对靶病变的再狭窄或其他并发症所实施的靶病变再次经皮介入治疗或靶血管搭桥手术
8	靶血管血运重建	指对靶血管的任何节段的再次经皮介入或旁路手术
9	靶病变失败（TLF）	包括心血管死亡、靶血管心肌梗死、临床驱动的靶病变血运重建
10	急性血管闭塞	靶病变由于机械夹层、冠脉血栓或严重痉挛导致的严重血流减少（TIMI 0级或1级），需进行治疗策略外的补救
11	靶病变血栓	经血管造影或病理证实有靶病变血栓的形成
12	器械成功	研究器械成功通过靶病变并完成扩张，且无补救器械使用
13	病变成功	靶病变直径残余狭窄程度≤30％，TIMI 3级
14	临床成功	病变成功基础上，无院内不良事件发生
15	人均医疗费用	患者人均住院期间的医疗总费用
16	人均住院时间	患者人均住院时间
17	人均手术时间	患者人均手术花费时间

　　采用专家评价法对指标进行筛选，经与院内临床专家沟通，结合项目实际开展条件，对评价指标进行调整，去掉了心血管死亡、晚期管腔丢失、靶血管血运重建、靶病变失败、急性血管闭塞、靶病变血栓 6 项指标，从实验室指标中筛选出 2 项代表性指标，合并器械成功、病变成功、临床成功 3 项指标为手术成功率 1 项指标，最终确定评价指标共计 10 项，并从安全性、有效性、经济性三个维度进行分类，具体见附表 5-2。

附表 5-2　筛选指标及定义

序号	指标评价维度	指标名称	定义
1	安全性	肌酸激酶(CK)	实验室检查值,用于急性心肌梗死早起诊断
2		肌酸激酶同工酶(CKMB)	实验室检查值,可用于评估心肌梗死
3		主要心脏不良事件(MACE)	临床治疗过程中出现的不利医学事件,无论是否与研究用器械相关,包括心血管死亡
4		器械缺陷	临床治疗过程中出现的器械问题,如器械无法释放、器械损坏
5	有效性	心肌梗死	临床定义为异常心脏生物标志物证实急性心肌受损,同时有急性心肌缺血的表现
6		靶病变血运重建(TLR)	针对靶病变的再狭窄或其他并发症所实施的靶病变再次经皮介入治疗或靶血管搭桥手术
7		手术成功	研究器械成功通过靶病变并完成扩张,且无补救器械使用,靶病变直径残余狭窄程度≤30%,TIMI 3 级,且无院内不良事件发生
8	经济性	人均医疗费用	患者人均住院期间的医疗总费用
9		人均住院日	患者人均住院时间
10		人均手术时间	患者人均手术花费时间

2.评价指标分析

（1）基线资料情况

通过对 127 例 DCB 和 56 例 DES 使用患者的人口学信息进行统计分析显示，使用患者平均年龄方面，DCB 组为 58.207 ± 11.64 岁，其中男性患者占 67.8%，女性患者占 32.2%；DES 组为 56.87 ± 11.13，其中男性患者占 65.9%，女性患者占 34.1%。（见附表 5-3）。

临床诊断信息统计分析显示，DCB 组和 DES 组在急性 ST 段抬高心肌梗死、不稳定型心绞痛、非 ST 段抬高心肌梗死、稳定型心绞痛、陈旧性心肌梗死的分布没有统计学差异（见附表 5-4）。

入选患者靶病变部位分布情况信息统计分析显示，DCB 组和 DES 组在各病变部位无统计学差异（见附表 5-5）。

附表 5-3　入选患者基本情况

指标		DCB 组（$n=127$）	DES 组（$n=56$）
年龄（岁）		58.20 ± 11.64	56.87 ± 11.13
性别	男（n,%）	86(67.8)	37(65.9)
	女（n,%）	41(32.2)	19(34.1)
民族	汉族（n,%）	111(87.5)	48(85.7)
	蒙古族（n,%）	15(11.8)	6(10.7)
	回族（n,%）	1(0.7)	2(0.6)
高血压（n,%）		72(56.7)	32(57.2)
糖尿病（n,%）		34(26.8)	13(23.2)
既往 PCI（n,%）		41(32.3)	19(33.9)
既往心肌梗死（n,%）		49(38.6)	21(37.5)

附表 5-4　入选患者临床诊断情况

指标	DCB 组($n=127$)	DES 组($n=56$)
急性 ST 段抬高心肌梗死($n,\%$)	9(7.1)	5(8.9)
不稳定型心绞痛($n,\%$)	75(59.1)	31(56.2)
非 ST 段抬高心肌梗死($n,\%$)	6(4.7)	2(3.6)
稳定型心绞痛($n,\%$)	8(6.3)	5(8.9)
陈旧性心肌梗死($n,\%$)	21(6.3)	4(7.2)

附表 5-5　入选患者靶病变部位分布情况

病变部位	DCB 组($n=127$)	DES 组($n=56$)
右冠近端($n,\%$)	0(0.0)	1(1.8)
右冠中段($n,\%$)	5(3.9)	2(3.6)
右冠远端($n,\%$)	10(7.9)	2(3.6)
右冠后降支($n,\%$)	14(11.1)	6(10.7)
左主干($n,\%$)	0(0.0)	2(3.6)
前降支近端($n,\%$)	1(0.8)	0(0.0)
前降支中段($n,\%$)	8(6.3)	5(8.9)
前降支远端($n,\%$)	0(0.0)	0(0.0)
第一对角支($n,\%$)	27(21.3)	11(19.6)
第二对角支($n,\%$)	12(9.5)	7(12.5)
回旋支近端($n,\%$)	0(0.0)	0(0.0)
钝缘支($n,\%$)	17(13.4)	7(12.5)
回旋支远端($n,\%$)	0(0.0)	1(1.8)
左后侧支($n,\%$)	9(7.1)	3(5.4)
回旋支—后降支($n,\%$)	10(7.9)	4(7.2)
右冠—后侧支($n,\%$)	11(8.7)	5(8.9)
中间支($n,\%$)	3(2.4)	0(0.0)

（2）安全性指标评价结果

从安全性指标分析结果看，DCB组与DES组患者的肌酸激酶和肌酸激酶同工酶实验室指标均在正常标准范围内，DES组患者肌酸激酶水平要高于DCB组，但对研究结果没有影响；心脏不良事件方面，DCB组有1例（0.7%），DES组有3例（5.4%），DES组不良事件发生率要高于DCB组，这与前期Meta分析结果一致；术中器械缺陷方面，DCB组有0例（0%）、DES组有3例（3.6%），DES组器械缺陷发生率要高于DCB组，对具体病历进行分析并与手术医生进行沟通后，发现原因主要是采用DES进行治疗操作较为复杂，对手术操作者的能力要求较高，难度较大，采用DCB进行治疗操作相对简单。综上，说明DCB组在治疗安全性方面优于DES组，结果见附表5-6。

附表5-6　安全性指标评价结果

评价指标	DCB组（$n=127$）	DES组（$n=56$）	标准范围
肌酸激酶CK/(U/L)	85.88±11.21	115.88±30.42	25~170
肌酸激酶同工酶CKMB/(U/L)	13.45±4.13	10.76±6.58	0~16
心脏不良事件（n,%）	1(0.7)	3(5.4)	—
术中器械缺陷（n,%）	0(0)	2(3.6)	—

（3）有效性指标评价结果

从有效性指标分析结果看，DES组有5例（8.9%）、DCB组有2例（1.5%）发生了心肌梗死；DES组有3例（5.3%）发生靶病变再次血管重建，DCB组未发生；DES组手术成功率99.2%，DCB组94.6%。综上，说明DCB组在治疗有效性方面优于DES组，结果见附表5-7。

附表 5-7 有效性指标评价结果

评价指标	DCB组($n=127$)	DES组($n=56$)
心肌梗死(n,%)	2(1.5)	5(8.9)
靶病变再次血管重建(n,%)	0(0.0)	3(5.3)
手术成功(n,%)	126(99.2)	53(94.6)

（4）经济性指标评价结果

从经济性指标分析结果看，DES组人均医疗费用、人均手术时间均高于DCB组。该数据为冠脉支架带量采购前数据，按照带量采购后支架价格计算，DES组人均医疗费用要小于DCB组。综上，冠脉支架带量采购政策执行前，DCB组经济性要优于DES组，带量采购政策执行后，DES组经济性要优于DCB组，结果见附表5-8。

附表 5-8 经济性指标评价结果

评价指标	DCB组 （$n=127$）	DES组 （$n=56$）	DES组 （带量采购后测算）
人均医疗费用 （单位:元）	42005.32±3696.84	60300.88±5436.21	28202.46±3250.02
人均住院日 （单位:天）	7.12±2.57	7.82±2.01	—
人均手术时间 （单位:分钟）	70.79±20.06	89.62±16.33	—

3.讨论

通过对DCB与DES治疗分叉病变的共183例患者（DCB组127例、DES组56例）的回顾性队列研究，结果显示DCB组在安全性、有效性方面要优于DES组。在经济性方面，由于受到带量采购政策的影响，略有差异。带量采购政策执行前，DCB组优于

DES 组；带量采购政策执行后，DES 组优于 DCB 组。建议临床医生对患者进行充分的术前评估，对适合 DCB 治疗的，可优先考虑 DCB 治疗，如需综合考虑费用因素（病组费用控制），可考虑 DES 治疗。

药物涂层球囊（DCB）是一种新的 PCI 介入治疗技术，通过真实世界的数据对比分析，得到与药物涂层支架（DES）治疗技术在安全性、有效性和经济性等全方面的评价，给临床医生根据患者实际情况合理选择冠脉分叉病变治疗策略提供了依据，对我院冠脉介入耗材基于真实世界数据的应用效果评价具有积极的指导意义，为医院管理者加强 DCB 临床使用的监测和评价，合理临床使用行为提供了证据支持。

（供稿人：李岳飞　李艳娜　王学军）

点评：本文通过文献循证研究和 meta 分析筛选出评价药物涂层球囊在临床应用治疗冠状动脉分叉病变的安全性、有效性和经济性的指标体系，并在真实世界数据中进行了检验，研究方法科学，过程严谨，结论可靠。对医用耗材进行基于真实世界数据的临床应用效果评价提供了极具参考借鉴价值的研究范式，为医疗机构开展常态化的医用耗材合理使用病历点评和考核工作、规范临床使用行为具有积极的指导意义。值得一提的是，本研究数据采集于带量采购政策实施前，受到带量采购政策的影响，部分耗材的价格会产生较大波动，因而其临床应用的经济性评价也会发生相应的变化和波动，这对该耗材的综合评价也会产生影响和偏倚。

附录 6　医疗设备临床使用评价案例

MRI 远程质量控制核心评价指标体系的构建研究

[摘要] **目的**：探索磁共振成像（MRI）远程质量控制中核心评价指标的遴选与作用。**方法**：采用文献分析法、非结构式访谈法形成 MRI 评价指标草案，然后通过 Delphi 法经两轮问卷质询和反馈，确定 MRI 远程质量控制的核心评价指标。**结果**：综合考虑专家意见和数据分析结果，构建了三类 15 项 MRI 远程质量控制核心指标，包括：环境参数类、磁体系统类和图像性能类。**结论**：确定的核心评价指标真实可靠，能客观准确地反映 MRI 的应用质量，该体系的建立为实现 MRI 远程质量控制奠定了基础，有利于提高 MRI 临床应用质量，降低医疗风险。

[关键词] 远程质量控制；磁共振成像；核心评价指标；Delphi 法

一、引言

磁共振成像（magnetic resonance imaging，MRI）作为当今最先进的医学影像设备之一，可实现多数人体病变的明确诊断，其影像质量直接影响临床诊断结果，为了获得优质影像以保证临床诊断效果和设备正常运行，质量控制工作已经成为 MRI 使用中的重要环节。规范、持续的 MRI 质量控制，不但有助于提高设备的安全性、可靠性，同时通过质量检测也可掌握设备运行的状态数据，在输出满足诊断要求的优质图像的同时，进一步降低设备运行风险。

目前，MRI 的质量检测工作主要依靠专业检测机构和少数有能力的医疗单位实施，分布广泛，无法形成合力，且检测数据的采集、传输、分析、评价均由人工完成，导致质量控制检测工作任务繁重、检测周期长、人力成本高、效率低、时效性差以及监管滞后。因此，有必要建立一套以医疗设备质量监测站或检测中心为枢纽，利用现代网络信息技术和医学工程技术，进行跨地域、实时地MRI质量控制及监督管理活动的质量控制新模式（即MRI远程质量控制）。

MRI远程质量控制的最终目标是为了保证MRI应用质量安全及量值准确，利用专业的检测设备，对设备的各项性能指标及环境参数进行检测，以判断其是否满足相应标准规范和设计要求，借以评估MRI设备的应用质量、确认其是否安全可用。然而MRI质量控制检测指标众多，常见有：信噪比、图像均匀性、空间线性、空间分辨率、层厚、低对比度分辨率等。为了统一标准，便于远程质量控制检测实施，拟采用德尔菲专家咨询法对能够反应MRI性能状态的重要指标进行筛选，最终确定出适应于远程质量控制检测的核心评价指标。

二、研究的方法与手段

本研究采用文献分析法。

根据课题组制定的统一检索策略（如附表6-1），全面检索中国知网等中文数据库、相关官方网站及网络资源，系统搜集我国MRI质量控制相关文献，并对其进行整理、鉴别和分析，了解MRI质量控制现状及相关性能指标，为研究提供理论依据和参考资料。文献分析的质量控制主要由笔者和课题组另外一名研究者独立检索和评价文献，如遇分歧，双方讨论解决，必要时由课题组第 3 名研究者协助解决。

附表 6-1 检索策略及资料来源

检索数据库	检索策略	限制条件
中国知网(1979～2017)	专业检索： TI＝(核磁共振＋磁共振＋核磁＋MRI) * (质量控制＋质控)	中文
万方资源(1990～2017)	专业检索： title:核磁共振＋title:磁共振＋title:核磁＋title:MRI * (title:质量控制＋title:质控)	中文
维普期刊(1989～2017)	高级检索： T＝核磁共振 或 T＝磁共振 或 T＝核磁 T＝MRI 与 T＝质量控制；T＝核磁共振 或 T＝磁共振 或 T＝核磁 T＝MRI 与 T＝质控	中文

1. 非结构式访谈

非结构式访谈事先不制定访谈内容调查问卷以及访谈提纲，也不设计访谈的标准程序，由访谈员按粗略访谈提纲或主题，与被访者进行交谈。本研究采用非结构式专家访谈法，遴选影响 MRI 性能状态的重要指标，旨在为德尔菲法专家咨询表核心部分的形成提供支撑。

2. 德尔菲法

德尔菲法是管理学上采用有控制的反馈来收集专家可靠性意见的一种方法，核心是通过匿名的方式进行几轮函询征求专家的意见。本研究按照德尔菲法标准程序，利用自制的专家咨询表，以派发和邮件的方式分别向专家组成员进行征询，而专家组成员又以相同的方式提交意见和建议。经过两轮征询和反馈，专家组成员的意见逐步趋于集中，最后获得具有很高准确率的集体判断结果，确定MRI远程质量控制核心评价指标。

专家选择是德尔菲法成败的关键一环，被咨询的专家应对研究主题具有广博的知识，能够提出具有价值的判断和正确的见解。研究采用目的抽样的方法选择咨询专家，所选专家必须具备以下5个条件：①从事大型医疗设备质量控制、维护、管理或MRI临床操作工作；②对MRI质量控制工作具有较深入的研究或实践；③具有10年以上相关工作经验；④有一定积极性，支持本课题研究；⑤确保可以参加本研究的多轮咨询。一般选取4～16名的咨询专家便能够得到比较满意的咨询效果，为保证研究结果的可靠性、准确性，本研究最终选取了16名来自大型综合性医院、重点院校及医疗器械公司的专家（中国人民解放军总医院、161医院、181医院、307医院、陆军总医院、海军总医院、武汉总医院、福州总医院、广州总医院、昆明总医院、济南总医院、陆军军医大学大坪医院、白求恩国际和平医院、华中科技大学同济医学院附属协和医院、武汉大学中南医院、西门子医疗系统有限公司）。

三、研究结果

（一）专家积极性

专家积极性表示咨询专家对本研究的重视和合作程度，一般用专家咨询表的有效回收率表示。两轮的有效回收率分别为86％、

94％，可见专家参与本研究的积极性较高。

（二）专家权威程度

第一轮专家咨询，专家熟悉系数均值 $Cs=0.87$。专家判断系数均值 $Ca=0.91$；第二轮专家咨询，专家熟悉系数均值 $Cs=0.88$。专家判断系数均值 $Ca=0.91$；根据公式，得到第一轮专家咨询权威系数 Cr 值为 0.89，第二轮专家咨询权威系数 Cr 值为0.90。根据相关研究，专家权威系数大于 0.70 是比较理想的德尔菲法咨询，说明本研究专家整体的权威程度较高。

（三）专家协调程度

专家意见的协调程度常用专家协调系数表示。专家协调系数指全部专家对全部指标给出的评价意见是否存在较大分歧，它主要反映专家意见的一致性，协调系数越大，专家的意见越统一，协调程度越高，一般认为协调系数在 0～1 之间。计算得出两轮专家协调系数分别为 0.3615 和 0.4255。本研究两轮专家协调系数均在 0～1 之间，且第二轮咨询专家协调系数较第一轮有所提高，表明专家的协调程度达到了一个较高的水平。

（四）MRI 远程质量控制核心评价指标体系

第一轮专家咨询中，有专家提出对"共振频率"、"图像均匀度"指标名称进行修改。本研究遵循专家建议，将原指标"共振频率"的名称修改为"中心共振频率"，"图像均匀度"的名称修改为"图像均匀性"。同时，根据计算结果，删除"大气压力"指标（变异系数＝0.2405＞0.2000）。

第二轮专家咨询中，没有专家提出应该增加、删减及修改指标条目，专家意见趋于一致。最终确定了三类 15 项 MRI 远程质量控制核心评价指标：①环境参数指标：温度、相对湿度。②磁体系统指标：射频发射增益、中心共振频率、磁场强度、磁场均匀性。③图像性能指标：信噪比、图像均匀性、空间分辨率、伪影、空间线性、低对比度分辨率、层厚、纵横比、层间距（见附表 6-2）。

附表 6-2　MRI 远程质量控制核心评价指标体系

指标名称	计算结果		
	算数均值 M_j	满分比 $K_j/\%$	变异系数 V_j
温度	4.4286	42.86	0.1160
相对湿度	4.3571	35.71	0.1141
中心共振频率	4.7143	71.43	0.0994
射频发射增益	4.7143	71.43	0.0994
磁场强度	4.7857	78.57	0.0890
磁场均匀性	4.9286	92.86	0.0542
信噪比	5.0000	100.00	0.0000
伪影	4.7143	71.43	0.0994
图像均匀性	4.9286	92.86	0.0542
空间分辨率	4.7143	71.43	0.0994
低对比度分辨率	4.7857	78.57	0.0890
空间线性	4.7143	71.43	0.0994
层厚	4.5000	50.000	0.1445
纵横比	4.3571	35.71	0.1453
层间距	4.2143	21.43	0.1659

四、讨论

（一）MRI 远程质量控制核心评价指标体系的内容

该评价体系从三个方面 15 个维度对 MRI 的应用质量进行控

制，MRI 远程质量控制核心评价指标的具体内容和作用如下：

1. 环境参数指标

温度：MRI 临床技师操作间和设备扫描间的温度。

相对湿度：MRI 临床技师操作间和设备扫描间的相对湿度。

2. 磁体系统指标

射频发射增益：指系统根据采集到的射频信号大小自动调节射频发射信号大小的指标。射频发射器的增益或衰减是体现 MRI 系统性能状态的重要指标。MRI 系统在中心共振频率建立的基础上，通过改变发射器的增益或衰减，采集多组磁共振信号实现成像。当 MRI 系统射频发射器增益或衰减发生异常波动时，表明在射频链上存在问题。

中心共振频率：指由质子的磁旋比和静磁场所确定的进动频率，也是整个射频发射和接收单元的基准工作频率。中心共振频率的变化可以反映静磁场的变化。中心共振频率偏移（失振）或非共振现象不仅影响 MRI 系统灵敏度，造成图像信噪比的降低，而且影响到图像的线性，导致成像线性度的降低。

磁场强度：也称主磁场强度，即 MRI 设备在其扫描检查孔径内、Z 轴（沿磁体孔洞方向）一定长度范围内产生的磁场强度。在一定范围内，磁场强度越高，组织的磁化强度越高，图像的信噪比越大，信噪比近似与磁场强度成线性关系。

磁场均匀性：指在特定容积限度内磁场的同一性，以主磁场的百万分之几定量表示。磁场均匀性越差，图像质量也随之降低。

3.图像性能指标

信噪比：信号噪声比的简称，即图像的信号强度与噪声信号强度的比值。信噪比是衡量 MRI 图像质量的最主要参数指标之一。它与磁场强度、线圈调谐和负载、RF 屏蔽、弛豫时间、脉冲序列、层厚、层间隔、视野（field of view，FOV）大小、信号采集次数等多种因素有关。在一定范围内，SNR 越高，图像越清晰，轮廓更鲜明。

图像均匀性：磁共振所成图像的均匀程度，即 MRI 系统扫描物质时产生均匀信号的响应能力。图像均匀性直接影响到图像质量的好坏以及图像的诊断价值。静磁场以及射频场的均匀性、涡流补偿效果、梯度脉冲的校准、穿透效应均可对图像均匀性产生影响。

空间线性：又称为几何畸变，是指物体图像的几何形状或位置的改变，体现了 MRI 系统重现物体几何尺寸的能力。图像的空间线性差，即图像有几何扭曲，会使成像物体的几何结构不能准确地反映出来。导致 MRI 成像中几何畸变的基本因素有主磁场的不均匀性、梯度场的非线性。

空间分辨率：又称高对比度分辨率，是指成像感兴趣区内的体素大小，直接决定着系统对细微解剖结构的分辨能力。它用可辨的线对（LP）（cm）或最小圆孔直径（mm）表示，它是决定 MRI 图像质量的重要参数之一。空间分辨率越高，诊断时越容易检测出微小病灶，避免漏诊、误诊。空间分辨力大小除了与 MRI 系统的磁场均匀性、涡流补偿、梯度场强度和梯度放大器的稳定性等有关以外，还与人为因素（选择体素大小）有关。

低对比度分辨率：即 MRI 设备的灵敏度，它的大小反映 MRI 设备分辨信号大小相近物体的能力。MRI 设备灵敏可以反映出早期病变组织与正常组织的弛豫时间，提高了早期病变诊断的准确性。低对比分辨能力与 MRI 图像的信噪比、伪影以及均匀性等因素密切相关。

层厚：是指成像层面在成像空间第三维方向上的尺寸，表示一定厚度的扫描层面。影响层厚的主要因素有：梯度场、射频场、重复时间与恢复时间的比率、静磁场、选层脉冲等。

纵横比：是指成像体模为矩形时，影像上纵向与横向长度的比值。如果成像体模为圆柱形，则影像直径间的最大比值为纵横比。

伪影：又称假影或鬼影，是指在 MRI 设备扫描或信息处理过程中，由于种种原因出现了一些本不属于人体的图像信息（如图像变形、重叠、缺失、模糊）。伪影不仅降低了图像质量，影响医生的正确分析判断，而且容易掩盖病灶，造成漏诊，甚至出现假病灶，造成误诊，此处伪影以相位编码伪影的测量为主。

层间距：是指两个相邻层面之间的距离。MRI 成像层面是由选择性的射频激励脉冲所选定的，由于受梯度场线性、RF 脉冲等因素的影响，扫描层面附近的质子受到激励，导致层面之间的信号相互重叠，进而降低有效的空间分辨率，出现层间交替失真。为了减少层间失真，往往需要留出足够大的层间距。

（二）评价体系的可行性

评价体系的建立是为了在临床应用保证 MRI 的运行质量，以上三类评价指标均有简单、有效、可行的测量方法，能够满足 MRI 远程质量控制的需求。①环境参数指标可采用电子温度计和湿度计来进行测量。MRI 设备虽然对环境条件有要求，但对其精密度要求不高，一般常用规格的温度计、湿度计即可。②磁体系统指标可采用瑞士 METROLAB 公司的 THM1176 全向霍尔磁场强度计来进行测量，相关射频发射增益和中心共振频率可直接从 MRI 工作站系统获取。③图像性能指标可通过选取美国体模实验室研制的 MagphanSMR170 性能测试体模，以及硫酸铜（$CuSO_4$）和蒸馏水按一定比例配制而成的成像溶液来进行检测，通常使用浓度为 1—25mmol/L 硫酸铜溶液，推荐成像的配比是：1L 蒸馏水＋2g 五水硫酸铜（$CuSO_4 \cdot 5H_2O$）。在无特别要求时，扫描条件均采用饱和恢复自旋回波成像脉冲序列（SE），TR＝500ms，TE＝30ms，FOV＝250mm，矩阵为 256×256，平均次数 2 次，单层层厚为 10mm。

五、小结

本研究采用德尔菲法筛选 MRI 远程质量控制核心指标，综合考虑了专家意见和数据分析结果，研究结果真实可靠，MRI 远程质量控制核心评价指标体系在一定程度上客观准确地反映了设备的应用质量，为实现 MRI 远程质量控制提供了初步可靠的检测路径，有利于提高 MRI 的临床应用质量，降低医疗风险。但由于本研究的时间限制，MRI 远程质量控制相比于传统质量模式 MRI 性能质量检测，究竟是否能提高机器的无故障运行时间、机器的运行效率，是否对临床应用产生影响，目前还没有数据支撑。接下来，试点实施区域 MRI 远程质量控制工作并验证其对临床诊断质量的影响是我们下一步的工作目标。

（供稿人：李涛　郑小溪　丁朝飞）

点评：本文在构建 MRI 远程质量控制核心指标体系方面开展了较为科学、系统的研究，建立了一套 MRI 远程质量控制核心评价指标体系，对 MRI 质量控制及监督管理工作具有借鉴意义和参考价值。美中不足在于该指标体系是对医疗设备的远程质量控制，而非实时实地的质量控制，以及缺乏真实世界证据的支撑。

参考文献

［1］ 吴阶平医学基金会.真实世界研究指南（2018）.中国胸部肿瘤研究协作组.

［2］ 廖星，章轶立，谢雁鸣.真实世界研究标准：RECORD 清单和GRACE 清单的解读［J］.中国中药杂志，2015，40（24）：5.

［3］ Von Elm E，Altman D G，Egger M，et al. The Strengthening the Reporting of Observational Studies in Epidemiology（STROBE）statement：guidelines for reporting observational studies for the STROBE initiative［J］.Bulletin of the World Health Organization，2007，85（11）：867-872.

［4］ 聂晓璐，彭晓霞.使用常规收集卫生数据开展观察性研究的报告规范-RECORD 规范［J］.中国循证医学杂志，2017，17（04）：475-487.

［5］ 国家药品监督管理局.真实世界数据用于医疗器械临床评价技术指导原则（试行）（2020）.

［6］ 国家药品监督管理局.真实世界数据用于药品研发与审评的指导原则（试行）（2020）.

［7］ 国家药品监督管理局药品评审中心.用于产生真实世界证据的真实世界数据指导原则（试行）（2021）.

［8］ 孙鑫，谭婧，王雯，等.建立真实世界数据与研究技术规范，促进中国真实世界证据的生产与使用［J］.中国循证医学杂志，2019，19（07）：755-762.

［9］ 黄卓山，罗艳婷，刘金来.真实世界研究的方法与实践［J］.循证医学，

2014，14（06）：364-368.

[10] 谭婧，程亮亮，王雯，等.患者登记研究的策划与患者登记数据库构建：基于观察性设计的真实世界研究［J］.中国循证医学杂志，2017，17（12）：1365-1372.

[11] 曾宪涛，刘慧，陈曦，等.Meta 分析系列之四：观察性研究的质量评价工具［J］.中国循证心血管医学杂志，2012，4（04）：297-299.

[12] 谭清立，周芷婷.医用耗材带量采购的医保支付政策研究［J］.卫生经济研究，2021，38（11）：6-9.

[13] 金磊，王新，杨莎，等.基于德尔菲法的医疗设备采购过程中质量控制方法的探究［J］.中国医疗设备，2016，31（6）：137-139.

[14] 孙振球.医学综合评价方法及其应用［M］.北京：化学工业出版社，2006：49-52.

[15] 鲍诚，李宇阳，秦秋艳，等.卫生监督管理相对人满意度评价指标体系构建研究［J］.卫生软科学，2016，30（4）：205-208.